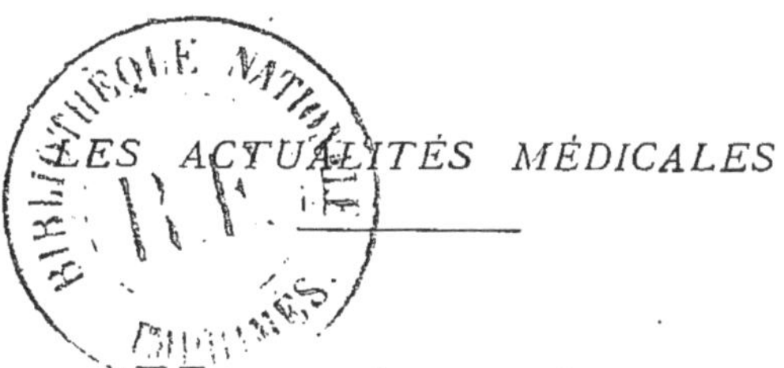

LES ACTUALITÉS MÉDICALES

La Vaccination Antityphoïdique

LES ACTUALITÉS MÉDICALES

Collection de volumes in-16, de 96 pages, cartonnés. Chaque volume : 1 fr. 50

APERT. *Les Enfants retardataires.*
— *La Goutte et son traitement.*
AUVRAY. *Diagnostic de l'Appendicite.*
BARBIER et **ULMANN.** *La Diphtérie.*
BÉCLÈRE. *Les Rayons de Röntgen et le Diagnostic des Maladies*, 3 vol.
BERNARD (Léon). *Le Pneumothorax artificiel.*
BORDIER. *Les Rayons N et les Rayons N*[1].
BOUFFE DE SAINT-BLAISE. *Les Auto-intoxications de la grossesse.*
BRAQUEHAYE. *La Gastrostomie.*
BROUARDEL. *Les Accidents du travail*, 2e édit.
CARNOT. *Les Régénérations d'organes.*
CATHELIN. *Le Cloisonnement vésical.*
CERNÉ et **DELAFORGE.** *La Radioscopie clinique de l'estomac.*
CHANTEMESSE et **BOREL.** *Mouches et Choléra.*
— *Moustiques et Fièvre jaune.*
CHAVANNE. *Le Traitement de la Surdité.*
CLAUDE. *Cancer et Tuberculose.*
COLLET. *L'Odorat et ses Troubles.*
COURMONT et **DOYON.** *Le Tétanos.*
CRÉMIEU. *Radiothérapie dans les maladies du sang.*
DAUSSET. *La Chaleur et le Froid en thérapeutique.*
DELHERM et **LAQUERRIÈRE.** *L'Ionothérapie.*
DENY et **CAMUS.** *Les Folies intermittentes.*
DENY et **ROY.** *La Démence précoce.*
DOR. *La Fatigue oculaire.*
EMERY. *Traitement de la syphilis*, 2e édit.
ENRIQUEZ et **SICARD.** *Les Oxydations de l'Organisme.*
FRAIKIN. *Déséquilibre du ventre et névropathies consécutives.*
FROUSSARD. *Le Traitement de la Constipation*, 2e édit.
GAREL. *Le Rhume des Foins.*
GASTOU. *L'Ultramicroscope*, 2e édit.
— *Les Maladies du Cuir chevelu*, 2e édit.
— *Hygiène du Visage*, 2e édit.
GASTOU et **GIRAULD.** *Diagnostic de la Syphilis.*
GAULTIER. *Exploration du Tube digestif.*
— *Calculs biliaires et Pancréatites.*
— *Les Dilatations de l'Estomac.*
— *Les Opsonines*, 2e édit.
GILBERT et **LION.** *La Syphilis de la Moelle.*
GILLES DE LA TOURETTE. *Les Myélites syphilitiques.*
GLEY. *Les sécrétions internes.*
GOUGET. *L'Artériosclérose et son traitement*, 2e édit.
GRASSET. *Diagnostic des Maladies de la Moelle*, 4e édit.
GRASSET. *Diagnostic des Maladies de l'Encéphale*, 3e édit.
GUISEZ. *Trachéobronchoscopie et Œsophagoscopie.*
JAUBERT. *La Pratique Héliothérapique.*
HORAND. *Syphilis et Cancer.*
JOSUÉ. *La Séméiologie cardiaque actuelle.*
KEIM. *Les Médications nouvelles en obstétrique.*
LABBÉ (H.). *Médications reconstituantes.*
— *La Diathèse urique.*
LABBÉ (M.). *Le Cytodiagnostic*, 2e édit.
— *Le Sang*, 2e édit.
LANNOIS et **POROT.** *Les Thérapeutiques récentes dans les maladies nerveuses.*
LAROCHE, RICHET FILS, SAINT-GIRONS. *L'anaphylaxie alimentaire.*
LEGUEU. *Le Rein mobile.*
LE NOIR. *L'Obésité et son traitement.*
LÉPINE. *Le Diabète*, 2 vol., 2e édit.
LÉVY et **BAUDOUIN.** *Les Névralgies.*
LIPPMANN. *Le Pneumocoque.*
MARFAN. *Le Rachitisme.*
MAUBAN. *L'Arthritisme.*
— *L'Acétonurie et son traitement.*
MÉRY. *La Vaccination antityphoïdique.*
MILIAN. *Traitement de la Syphilis par le 606*, 2e édit.
MINET et **LECLERCQ.** *L'Anaphylaxie.*
MOSNY. *La Protection de la santé publique.*
MOUCHET. *Chirurgie intestinale d'urgence.*
NATTAN-LARRIER. *Les Médications préventives.*
NICOLAS et **JAMBON.** *Hygiène de la peau et du cuir chevelu.*
OPPENHEIM et **LŒPER.** *La Médication surrénale.*
PAUCHET. *Chirurgie des Voies biliaires.*
PÉHU. *L'Alimentation des enfants malades.*
POUSSON. *Traitement chirurgical des Néphrites médicales.*
RAIMONDI. *Puériculture et Pouponnières:*
— *L'Allaitement.*
REGIS et **VERGER.** *La Paralysie générale traumatique et les Accidents du travail.*
RÉGNIER. *La Mécanothérapie.*
— *Radiothérapie et Photothérapie.*
RICHE. *Les États neurasthéniques.*
ROUX (J.). *Les Névroses traumatiques.*
SACQUÉPÉE. *Les Empoisonnements alimentaires.*
SAINTON et **DELHERM.** *Les Traitements du Goitre exophtalmique.*
SÉZARY. *Tuberculinothérapie et Sérothérapie antituberculeuse.*
SPRINGER. *Traitement des troubles des arrêts de croissance.*
TEISSIER. *Les Albuminuries curables.*
TRIBOULET et **COYON.** *Le Rhumatisme articulaire aigu en bactériologie.*
UTEAU. *La Petite Chirurgie urinaire.*
VAQUEZ et **AUBERTIN.** *Traitement des anémies.*
VASCHIDE et **PIERON.** *Psychologie du rêve.*
VILLEMIN. *Le Canal vagino-péritonéal.*
WICKHAM et **DEGRAIS.** *Le Radium dans le traitement du Cancer.*
WIDAL et **JAVAL.** *La Cure de Déchloruration*, 2e édit.
ZIMMERN. *La Fulguration.*
ZIMMERN et **TURCHINI.** *Courants de haute fréquence et d'Arsonvalisation.*

LES ACTUALITÉS MÉDICALES

La Vaccination Antityphoïdique

Vaccination préventive et Vaccinothérapie

PAR

le Dr H. MÉRY

PROFESSEUR AGRÉGÉ A LA FACULTÉ DE MÉDECINE DE PARIS
MÉDECIN DES HÔPITAUX

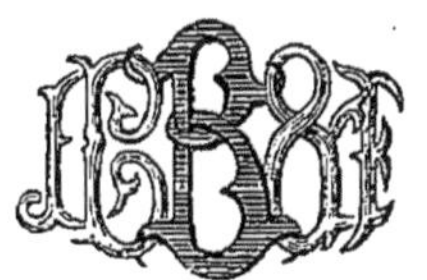

PARIS
LIBRAIRIE J.-B. BAILLIÈRE ET FILS
19, RUE HAUTEFEUILLE, 19

1915

LA
VACCINATION ANTITYPHOÏDIQUE

LA VACCINATION PRÉVENTIVE EN GÉNÉRAL

Il ne paraît point inutile de rappeler, au début de cette étude, ce qu'est la vaccination préventive, son but et ses moyens.

Son but est de préserver l'organisme vacciné contre une maladie, en lui donnant l'immunité, c'est-à-dire l'état réfractaire.

Il s'agit là d'immunité acquise, et, à cet égard, la meilleure est donnée par la maladie elle-même; c'est la plus solide et la plus résistante, mais cela ne va pas sans inconvénients et quelquefois sans dangers, d'où le désir bien naturel de conférer l'immunité sans la maladie, ou tout au moins en la réduisant au minimum.

Les premières tentatives d'immunisation acquise ont été réalisées par l'inoculation des maladies elles-mêmes, telle la variolisation. Puis la vaccine a été un exemple de préservation contre une maladie, obtenue par l'inoculation d'une autre maladie. Enfin, avec l'ère bactériologique, avec Pasteur, les vaccinations préventives sont apparues (charbon, choléra des poules), tout d'abord avec des virus vivants atténués, puis avec des virus tués (vaccination chimique).

Quel est donc le mécanisme de l'action des vaccinations préventives? Voyons rapidement en quoi consiste l'immunité acquise au cours de la maladie et l'immunité acquise par les vaccins.

L'étude de l'*immunité* conférée par la maladie, c'est l'étude des *réactions de défense* de l'organisme au cours de la maladie.

En quoi consistent-elles?

L'introduction d'un germe étranger (*antigène*) provoque une série de réactions de défense de la part du milieu sanguin, qui aboutissent à la formation des *anticorps*.

Tous ces anticorps (groupe des albumines solubles) ne nous intéressent pas au même degré.

Certains semblent plutôt favoriser l'action du germe infectieux : *aggressines*, *antiphagines* (1); d'autres sont plutôt le témoin de l'infection : les *précipitines*, les *agglutinines*, dont le professeur Widal avait bien vu l'importance au point de vue du diagnostic des maladies infectieuses.

Les anticorps qui nous intéressent surtout, uniquement presque, sont ceux qui agissent

(1) Elles se rapprochent beaucoup plus des toxines que des véritables anticorps.

en détruisant les germes ou leurs toxines.

Le *premier groupe* comprend les *anticorps détruisant les germes*; ils peuvent agir par deux procédés :

a. Action directe humorale;

b. Par l'intermédiaire des leucocytes.

a. *Anticorps bactériolytiques et bactéricides.*

Je rappellerai le mode d'action commun de ces anticorps. On doit considérer trois termes dans la réaction humorale des anticorps :

1° Le germe à détruire (l'*antigène*);

2° Une substance intermédiaire, *sensibilisatrice* ou *ambocepteur*, thermostabile, permettant l'action du troisième terme sur le premier. C'est la substance spécifique;

3° L'*alexine* ou *complément, non spécifique*, thermolabile que la sensibilisatrice fixe sur l'antigène, et dont l'action varie suivant la qualité de la sensibilisatrice.

La pénétration de l'antigène, c'est-à-dire la maladie, provoque, comme réaction de défense, la production des anticorps (sensibilisatrices bactéricides ou bactériolytiques) qui détermine l'action du troisième terme sur l'antigène.

b. *Anticorps favorisant l'action phagocytaire* (*opsonines* de Wright, stimulines).

Le *deuxième groupe* répond à un élément fort important : c'est la défense contre les poisons sécrétés ou contenus dans les germes introduits; c'est la *défense antitoxique*. Elle se fait grâce à la production des *antitoxines*.

La défense de l'organisme au cours de la maladie est donc assurée grâce à la production de trois groupes d'anticorps :

a. Substances bactéricides et bactériolytiques ;
b. Opsonines (favorisant la phagocytose);
c. Antitoxines.

La maladie guérie, se constitue la *véritable immunité*, le véritable état réfractaire. Quel est donc son substratum ?

Théoriquement, il semble que l'on ait à ce moment seulement à assurer la défense contre la pénétration des germes, à l'exclusion de toute défense antitoxique ; il semble donc que cette immunité définitive doive reposer surtout sur l'existence et la permanence des anticorps bactériolytiques et bactéricides. On sait le rôle joué à ce moment par les modifications cellulaires (leucocytes, cellules endothéliales, cellules de Kupfer) pour assurer la permanence des anticorps spécifiques.

L'*immunité vaccinale* est un état identique, que l'on s'efforce d'obtenir par la vaccination préventive. L'immunité vaccinale doit être avant tout une réaction de défense antimicrobienne, une *immunité antimicrobienne*, laissant de côté la défense antitoxique et basée surtout sur la production d'anticorps bactériolytiques ou bactéricides et peut-être d'opsonines.

On peut également penser qu'il existe des modifications cellulaires assurant la permanence de l'immunité vaccinale, analogues à celles dont nous venons de parler à propos de l'immunité acquise après les maladies. Comme l'immunité de la maladie, c'est une *immunité active*, due à la réaction de défense provoquée par l'introduction de l'antigène vaccin. Il faut bien se souvenir que l'action immunisante *n'est pas rigoureusement proportionnelle à la quantité de l'antigène introduit*; quelquefois au contraire. Le problème est de déterminer le maximum des réactions de défense avec le minimum des réactions morbides. Il faut avoir les avantages de la maladie sans en avoir les inconvénients. Les grosses doses peuvent entraîner des incidents, d'autant plus que la destruction des antigènes vaccins peut, s'ils sont trop abondants, donner lieu à des incidents par la mise en liberté brusque d'endotoxines. On devra se défier des grosses doses de vaccins jusqu'au moment où l'on pourra séparer l'action vaccinante de l'action toxique (vaccins atoxiques).

En résumé, les processus de défense grâce auxquels l'immunité s'acquiert sont analogues dans les deux cas; mais, dans la *vaccination préventive, la défense vise à être surtout antimicrobienne, antivirulente, laissant à l'arrière-plan la défense antitoxique.*

La vaccination peut avoir aussi un autre but, c'est de renforcer les réactions de défense de l'organisme au moment de la maladie.

S'il s'agit de *stimuler*, la *vaccinothérapie* pourra être d'un très grand secours.

S'il s'agit de *remplacer*, c'est la *sérothérapie* qui

devra toujours avoir la première place. On emprunte à un organisme étranger hypervacciné les anticorps que le malade ne peut produire lui-même.

Il s'agit alors d'*immunisation passive* dont l'action est proportionnelle à la quantité introduite. Ceci suffit pour montrer le fossé qui sépare la sérothérapie de la vaccination préventive ou curative.

Nulle maladie plus que la fièvre typhoïde ne paraissait devoir se prêter au succès des vaccinations préventives, car l'immunité conférée par cette maladie est des plus durables. Vincent dit que c'est à peine si l'on voit 1 p. 100 de récidives chez les anciens typhiques, et le chiffre est peut-être encore plus faible, maintenant que nous savons distinguer les paratyphoïdes de la fièvre typhoïde vraie, à bacille d'Eberth. Or il est certain que, théoriquement, seules les maladies infectieuses qui ont le pouvoir de conférer par leurs atteintes une immunité durable, peuvent faire espérer également une immunité solide à la suite des vaccinations préventives. Les résultats obtenus pour la fièvre typhoïde en sont une démonstration éclatante.

LA VACCINATION ANTITYPHOÏDIQUE

La vaccination antityphoïdique dérive de la méthode des vaccins pastoriens, donnant une immunité active solide et durable, dont le premier et mémorable exemple a été la vaccination anticharbonneuse. Les premières applications de la méthode ont toujours été faites avec des vaccins vivants, et atténués. La vaccination antityphoïdique a été un des premiers exemples de vaccination avec substances solubles ou plutôt avec des cultures mortes, déjà affirmée par le mémoire de Roux et Chamberland sur l'immunité contre la septicémie par des substances solubles.

La première période de la vaccination antityphoïdique a été une période expérimentale. Elle commence avec le mémoire de Chantemesse et Widal (1). Ces auteurs ont immunisé des souris par l'injection de bouillon stérilisé à 120° pendant vingt minutes. Dans un second mémoire (2), Chantemesse et Widal ont immunisé des cobayes et des lapins ; ils se sont servis de bouillons de cultures virulentes laissés à l'étuve à 37° quinze jours, puis stérilisés à 100° pendant une heure. Pour obtenir l'immunité, il fallait une

(1) Chantemesse et Widal, *Ann. de l'Inst. Pasteur*, février 1888.
(2) Chantemesse et Widal, *Ann. de l'Inst. Pasteur*, 1892.

dose de 16 à 20 centimètres cubes *à injecter en quatre doses espacées de quelques jours* (1).

En 1887, Beumer et Peiper avaient pu immuniser de petites souris par l'injection de petites doses progressives de cultures vivantes.

En 1892, Brieger, Kitasato et Wassermann ayant eu des difficultés à vacciner les cobayes avec les cultures stérilisées, recoururent aux cultures faites en bouillon de thymus et chauffées à 60°.

La même année, Bruschettini (de Bologne) a rendu les lapins réfractaires par des injections sous-cutanées de cultures typhiques chauffées à 60°.

Cette première période expérimentale montra donc la possibilité de vacciner les animaux avec les cultures tuées, et en même temps la tendance à employer des températures plus basses pour tuer les bacilles, les vaccins ainsi obtenus paraissant plus actifs. Le fait avait d'ailleurs été signalé par Roux et Chamberland (2) en 1888 : « Il faut employer une chaleur moins forte, capable de tuer la bactéridie et cependant pas trop désorganisatrice pour les substances vaccinales ; c'est-à-dire qu'il faut rester entre 55° et 58°. »

C'est en 1896 que la vaccination antityphoïdique

(1) M. Widal a montré à nouveau (*Bull. de l'Acad. de méd.*, 23 mars 1915) que les animaux ayant reçu de fortes doses de cultures chauffées à 120° et 100° présentaient les réactions humorales des vaccinés.

(2) *Ann. de l'Inst. Pasteur*, t. II, 1888, p. 410.

a été appliquée à l'homme presque simultanément par Almroth Wright en Angleterre, et par Pfeiffer et Kolle en Allemagne. En France, M. Chantemesse a vacciné pour la première fois les élèves de son service en 1899.

Dans cette première période d'application à l'homme de la vaccination antityphoïdique, on s'est servi presque exclusivement de vaccins chauffés, qui partent d'ailleurs tous du même principe, avec des modifications de détail dans la préparation. Paladino-Blandini, en 1905, en comptait déjà 17.

La température à laquelle étaient soumis les vaccins variait de 55° à 60°.

Enfin des vaccins préparés avec des méthodes très différentes furent proposés.

En 1902, Besredka apporta sa méthode d'immunisation par vaccin sensibilisé, d'abord avec des cultures mortes, puis avec des cultures vivantes.

En 1910, M. Vincent fit connaître son autolysat stérilisé par l'éther, et l'année suivante un vaccin bacillaire stérilisé également par l'éther.

A la suite d'un rapport de l'Académie de médecine, la vaccination antityphoïdique fut autorisée dans l'armée et la marine françaises.

Elle devint obligatoire dans l'armée après le projet de loi déposé par M. le sénateur Dr Léon Labbé en 1914, et dans la marine (11 nov. 1914).

A l'étranger, d'ailleurs, depuis longtemps la vaccination antityphoïdique était employée, en particulier dans l'armée anglaise (aux Indes, au Transvaal) sous l'impulsion de Wright ; aux États-Unis, après les travaux de Russel, elle fut déclarée obligatoire dans l'armée en 1911 ; en Allemagne, elle fut appliquée en 1904, lors de l'expédition des Herreros ; au Japon en 1909.

LES VACCINS ANTITYPHOÏDIQUES

Leur nombre est considérable, mais beaucoup d'entre eux sont extrêmement voisins et ne diffèrent que par des détails de préparation. On peut les ramener à trois groupes principaux :

I. *Vaccins avec bacilles tués* (chaleur, antiseptiques) ;

II. *Vaccins avec bacilles vivants*;

III. *Autolysats*. — Ce sont les récepteurs qui servent pour la vaccination.

I. — VACCINS AVEC BACILLES TUÉS.

A. *Vaccins chauffés.*

Vaccin de Wright. — Le premier en date est le *vaccin de Wright*, modifié plus tard par Leihsman.

Le premier vaccin préparé par Wright est une culture de bacille typhique, en bouillon peptoné à 1 p. 100, faite à 37° et ancienne de dix à douze jours. La culture est tuée par le chauffage à 60° et additionnée à froid d'une dose de lysol de 0,5 p. 100 (la dose d'inoculation, 1/2 centimètre cube, représentait le tiers de la dose mortelle pour 250 grammes de cobaye). Les réactions locales et générales étaient très marquées.

Plus tard, Wright modifia son vaccin en n'employant plus que des cultures âgées de quarante-huit heures et en numérant les bacilles au compte-globules de façon à connaître la teneur exacte des bacilles injectés. Le vaccin employé renfermait de 1 à 2 milliards de bacilles par centimètre cube ; on pratiquait deux ou trois injections, la première de 1/2 centimètre cube ; la deuxième, huit jours plus tard, de 1 centimètre cube, — et quelquefois une troisième de 1 centimètre cube également. Le vaccin en usage à l'heure actuelle a été modifié d'après les indications de Leihsman.

On emploie des cultures en bouillon peptoné à 1 p. 100 de vingt-quatre à quarante-huit heures, largement aérées pendant leur développement, stérilisées par le chauffage à 53° pendant une heure. La culture est ensuite additionnée de 2,5 p. 100 de lysol. Ce vaccin contient mille millions de bacilles par centimètre cube. Le nombre des vaccinations est de trois, de huit à douze jours d'intervalle ; la première dose est de 1/2 centimètre cube, la seconde de 1 centimètre cube, la troisième de 1 centimètre cube et demi.

Le vaccin doit être âgé de trois semaines au moins, de trois mois au plus.

Vaccin du professeur Chantemesse. — M. Chantemesse emploie des cultures sur gélose de dix-huit à vingt-quatre heures. On verse dans les récipients de l'eau physiologique et on agite de façon à émulsionner. Chaque centimètre cube renferme un milliard de bacilles que l'on numère exactement.

Cette émulsion est stérilisée à 56° ou 57° pendant trois quarts d'heure. On ajoute 2gr,5 de crésol. Le vaccin est distribué dans des ampoules de 10 centimètres cubes.

On fait quatre inoculations à huit à quatorze jours d'intervalle : 1/4, 1/2, 3/4 et 1 centimètre cube.

Vaccin de l'Institut Pasteur. — L'*Institut Pasteur* prépare un vaccin antityphoïdique polyvalent chauffé à 56°, contenant 500 millions de bacilles par centimètre cube, 3 inoculations de : 1 centimètre cube, 2 centimètres cubes, 3 centimètres cubes à 7 ou 10 jours d'intervalle.

Vaccin de Pfeiffer et Kolle. — Ces auteurs reprochaient aux cultures en bouillon (vaccin de Wright) de contenir des substances toxiques inutiles à l'immunisation. Ils préfèrent les cultures sur gélose à 37°. Après dix-huit à vingt-quatre heures, ils émulsionnent les cultures dans l'eau physiologique (45 centimètres cubes pour 10 tubes).

Le mélange est chauffé à 60° pendant une heure et demie à deux heures ; il est additionné de 3 p. 100 d'acide phénique, réparti en flacons et chauffé à 60° pendant une demi-heure.

Chaque tube contient dix anses (öse) de culture ; une anse répond à 2 milligrammes de microbes et à 1 centimètre cube d'émulsion. Trois doses croissantes sont injectées à cinq jours d'intervalle.

Les doses inoculées primitivement étaient : pour la première vaccination, de 1 centimètre cube; pour la seconde, de 2 centimètres cubes ; pour la troisième, de 3 à 4 centimètres cubes (1905). Mais, à la suite de réactions trop violentes, les doses ont été abaissées : 0cc,3, 0cc,8 et 1 centimètre cube.

Je citerai pour mémoire le vaccin de Bassenge et Rimpau (cultures sur gélose tuées à 60° ; 1/3 à 1/5 d'anse en deux inoculations).

Vaccin américain de Russel. — Russel emploie des cultures sur agar émulsionnées dans le sérum physiologique, puis tuées au bain-marie à 55-56° et additionnées de 1 p. 100 de tricrésol.

Les bacilles sont numérés exactement; 1 centimètre cube contient un milliard de bacilles.

Trois inoculations à dix jours d'intervalle : 1/2 centimètre cube, 1 centimètre cube, 1 centimètre cube.

Comme conclusion, on peut dire que les vaccins chauffés, c'est-à-dire les vaccins où les bacilles sont tués par la chaleur, se sont tous montrés actifs, mais d'autant plus que la température où l'on pouvait tuer les germes était plus basse. Tous les auteurs, à l'heure actuelle, adoptent des températures de 55 à 57°.

Il semble d'autre part que les émulsions en eau

physiologique soient préférables aux cultures en bouillon auxquelles seul Wright est resté fidèle.

Enfin il est nécessaire de numérer la teneur des vaccins en bacilles, de façon à injecter une dose égale au moins à deux milliards de bacilles.

Au groupe des vaccins où les bacilles sont tués par des agents physiques, il faut rattacher le *vaccin de M. M. Renaud* où la stérilisation est obtenue par *l'action des rayons ultra-violets*. Cet auteur se sert d'une émulsion de cultures sur gélose de quarante-huit heures dans l'eau physiologique et l'expose pendant trente minutes à l'irradiation d'une lampe de quartz (*vaccin irradié*).

B. ***Vaccins traités par les agents chimiques***. — On s'est servi également des *agents chimiques* pour tuer les bacilles (substances antiseptiques, éther ou chloroforme). Il semble que les agents chimiques respectent certaines propriétés des vaccins que le chauffage altère, et, de ce fait, ils ont paru supérieurs à certains auteurs.

Comme nous l'avons vu, les antiseptiques ont été ajoutés aux vaccins chauffés pour en assurer la conservation, mais on les a également employés isolément.

Semple et Matson tuent le bacille typhique par addition d'une solution d'acide phénique à 1/2 p. 100. Ce vaccin serait encore actif au bout de deux ans. Il n'a pas été expérimenté chez l'homme.

Levy et Blumenthal (expérimentalement) ont essayé des émulsions de cultures typhiques dans des solutions sucrées (glucose ou galactose), ou dans des solutions d'urée très concentrées.

L'action de l'*éther* est très supérieure, d'ailleurs, à celle de ces diverses substances ; c'est la base de la méthode employée par M. le professeur Vincent pour la préparation de ses divers vaccins.

Vaccin bacillaire polyvalent du professeur Vincent. — Ce vaccin, qui est employé à l'heure actuelle sur une si grande échelle dans notre armée pour la vaccination préventive, est préparé de la façon suivante :

M. Vincent fait un choix de races variées de bacille d'Eberth, provenant en particulier, si possible, des régions où le vaccin doit être employé. Il fait une émulsion de cultures sur gélose pendant dix-huit heures à 38°, dans de l'eau physiologique, puis les tue aussitôt par le mélange et l'agitation fréquente de l'émulsion avec de l'éther. La stérilisation est obtenue après vingt-quatre heures. L'excès d'éther étant enlevé, il reste encore des traces d'éther qui protègent contre les souillures adventices. Au moment de se servir du vaccin, on le débarrasse en quelques minutes du résidu d'éther par l'évaporation au bain de sable, chauffé à 38° ou 39° (1).

Actuellement, le contact des bacilles avec l'éther

(1) VINCENT, *Soc. de biologie*, 29 juillet 1911.

n'est maintenu que pendant cinq heures (les bacilles sont tués au bout de trente-cinq minutes de contact). Ce vaccin contient 400 000 000 de bacilles par centimètre cube.

M. Vincent prépare de la même façon un vaccin bacillaire antiparatyphoïdique A et B. Il a employé même un vaccin mixte composé du mélange de ces divers vaccins, mais il n'en a pas généralisé l'emploi, préférant vacciner successivement.

II. — VACCINS AVEC BACILLES VIVANTS.

Castellani, de Colombo, inocule 0cc,5 à 1 centimètre cube de culture de vingt-quatre heures dans l'eau peptonée, chauffée pendant une heure à 50° pour atténuer la virulence.

Vaccin avec bacilles vivants sensibilisés, de Besredka. — Les vaccins sensibilisés ont été préconisés par M. Besredka en 1902 (1). Divers auteurs avaient essayé le mélange de sérum et de vaccin pour éviter la phase négative d'hypersensibilisation qui suit souvent l'inoculation des vaccins. Mais ce mélange a un gros inconvénient : il ne donne pas d'immunité définitive ; il raccourcit la durée de la période d'immunité obtenue avec le vaccin employé seul, c'est-à-dire il va à un but tout opposé de celui cherché. M. Bes-

(1) Besredka, *Ann. de l'Inst. Pasteur*.

redka évite cet inconvénient avec son vaccin sensibilisé. Il met le vaccin en contact avec le sérum correspondant de façon à fixer les anticorps du sérum par les bacilles et à éviter ainsi la période négative et à entraver surtout la mise en liberté trop rapide des endotoxines; mais il enlève ensuite le sérum de façon à empêcher l'action inhibitrice sur la durée de l'immunité.

Les cultures employées par M. Besredka étaient d'abord des cultures chauffées.

Actuellement, il se sert de cultures vivantes (sans peptone) qui ne subissent absolument aucun chauffage. Ce vaccin contient 1 milliard de germes par centimètre cube; pour la vaccination préventive, il fait deux injections à huit jours d'intervalle, la première de 1 centimètre cube, la seconde de 2 centimètres cubes.

Les bacilles sont agglutinés et l'ampoule doit être agitée avant l'usage. Les microbes restent vivants environ trois mois.

Vaccin de Ch. Nicolle, A. Conor et Conseil. — Ce vaccin est également composé de bacilles vivants.

Les cultures sont faites sur des tubes d'agar à la viande sans peptone, laissés seize à vingt heures à l'étuve à 35°. Après avoir enlevé l'eau de condensation, on verse dans chaque tube quelques centimètres cubes d'eau physiologique stérile tiède; on émulsionne par agitation, puis on mélange les diverses émulsions et on centrifuge de façon à séparer les microbes (culot) du liquide où sont dissoutes les exotoxines (produits solubles). On jette ce liquide que l'on remplace par de l'eau physiologique, on fait une nouvelle émulsion que l'on centrifuge moins longtemps, de façon que le liquide qui surnage présente encore un trouble très manifeste. Dans ce liquide est une émulsion de microbes très mobiles et bien séparés. Ce serait la partie la plus active; le culot, au contraire, contiendrait surtout des cadavres de bacilles et serait inutilement toxique. Une goutte (1/35 de centimètre cube) contient 400 à 500 millions de bacilles vivants.

M. Nicolle avait d'abord appliqué cette méthode de préparation pour la vaccination par microbes morts. Il y a renoncé ultérieurement, ayant établi que le vaccin vivant était plus actif et ne comportait pas les dangers que l'on craignait au point de vue de la dissémination des germes dans l'organisme du vacciné.

M. Nicolle vaccine par voie intraveineuse: deux inoculations à quinze jours d'intervalle, la première d'une goutte (400 millions), la seconde de trois gouttes (1 200 millions de microbes).

Un inconvénient des vaccins vivants, c'est la difficulté de conservation et de transport du vaccin. Cependant, M. Besredka paraît avoir évité cet obstacle.

III. — VACCINS PRÉPARÉS AVEC DES EXTRAITS DES BACILLES ET NE CONTENANT PAS DE CORPS BACILLAIRES. — AUTOLYSATS.

Ils sont peu employés à l'heure actuelle pour la vaccination préventive.

Les autolysats véritables ont été préparés avec des bacilles morts ou avec des bacilles vivants.

Autolysats préparés avec des bacilles morts. — *Wassermann.* — Émulsion en eau physiologique (5 centimètres cubes par tube) de cultures sur gélose de vingt-quatre heures. L'émulsion est chauffée vingt-quatre heures à 60°, puis abandonnée à l'autolyse à 37° pendant cinq jours. On filtre sur bougie et on dessèche dans le vide. Le dépôt est pulvérisé et dilué au moment de l'usage dans de l'eau physiologique phéniquée à 0,4 p. 100. La dose d'inoculation est de $0^{gr},0017$ de poudre.

Procédé de Shiga et Neisser. — Cultures chauffées à 60° pendant une heure, autolyse à 37° pendant deux à trois jours, puis filtrage. Le filtrat additionné d'acide phénique (0,8 p. 100) sert de vaccin. Une seule injection.

Autolysats de bacilles vivants. — Conradi, Bassenge et Mayer font macérer des cultures sur gélose dans l'eau distillée à la température ordinaire pendant trois jours. L'autolyse se fait dans un appareil à succussion. Le liquide est filtré sur bougie; une seule injection de 2 centimètres cubes, répondant aux produits d'autolyse d'un tube de gélose.

Mac Fadyan et Rowland congèlent des cultures au moyen de l'air liquide, pulvérisent et obtiennent un liquide très riche en produits bactériens qui est ultérieurement filtré (expérimenté chez le singe).

Autolysat de bacilles vivants à l'éther du professeur Vincent. — Culture de vingt-quatre à quarante-huit heures macérée dans 5 centimètres cubes d'eau physiologique à 37° pendant deux à quatre jours, puis centrifugée et stérilisée par l'éther. L'action de l'éther est prolongée pendant vingt-quatre heures. Quelques minutes d'évaporation à 37° ou 38° font disparaître l'éther. L'autolysat est polyvalent, comme le vaccin bacillaire à l'éther : 1 centimètre cube d'autolysat correspond environ à deux millions de corps bacillaires. M. Vincent n'emploie plus, à l'heure actuelle, l'autylosat pour la vaccination préventive.

Pour terminer cette liste peut-être un peu trop longue, il nous faut citer les *vaccins en poudre*.

L'idée en revient à Löffler. Elle a été appliquée dans le *vaccin de Friedberger et Moreschi*.

Les cultures sont desséchées et triturées dans un mortier et portées ensuite à 120°. La poudre, après dilution dans l'eau physiologique, a été employée comme vaccin en injection intraveineuse (1/4000 à 1/50 d'anse).

A la suite des travaux de MM. Courmont et

Rochaix sur la vaccination par voie intestinale, MM. Lumière et Chevrotier ont préparé une *poudre vaccinale* contenant une proportion déterminée de bacilles d'Eberth, de bacilles paratyphiques et de colibacilles :

300 millions de *bacilles d'Eberth*;

180 millions de *Bacterium coli*;

120 millions de *bacilles paratyphiques*.

Les bacilles sont tués par un chauffage à 50° pendant une heure.

On dessèche par pulvérisation à 50° également et on obtient une poudre sèche et stable, contenant 500 millions de bacilles par milligramme.

Cette poudre est distribuée dans des sphérules kératinisées.

La dose à employer serait de 3 milliards de bacilles par kilogramme d'animal.

Nous verrons plus loin (*Contrôle des vaccins*) que l'immunité obtenue par la voie digestive ne paraît pas bien élevée.

Tels sont les vaccins antityphoïdiques assez nombreux offerts aux médecins. Pratiquement, pour la vaccination préventive, on ne se sert plus que des vaccins bacillaires dont trois types sont surtout en usage : les *vaccins chauffés* (*type Chantemesse-Wright*), le *vaccin bacillaire stérilisé par l'éther de Vincent*, les *vaccins vivants* (*Besredka, Ch. Nicolle*).

MODE D'ACTION
ET CONTRÔLE DES VACCINS

L'étude du mode d'action et le contrôle des vaccins ont pu être faits grâce à l'expérimentation sur les animaux d'une part, et d'autre part par l'étude des réactions humorales des vaccinés. Bien entendu, les résultats cliniques que nous verrons plus loin ont aussi leur éloquence, mais ils ne peuvent en rien concourir à ce postulat si désirable: avoir un critérium scientifique précis de l'immunité vaccinale. Si l'on se reporte à ce qui a été dit au début de cette étude du substratum de l'immunité et du rôle qu'y jouent les divers anticorps, il y a une première distinction importante à établir. La plupart des anticorps jouent un rôle dans la défense immédiate de l'organisme contre la maladie, dans la réaction d'infection, si atténuée soit-elle, qui existe au début de toute vaccination ; les anticorps témoins de l'immunité définitive sont les moins nombreux; quels sont ceux à qui on doit accorder créance pour cette immunité définitive? voilà le point essentiel à établir. Les résultats obtenus par les recherches sur les vaccins antityphoïdiques seront intéressants à cet égard; nous allons les exposer.

a. **Contrôle expérimental des vaccins.** — L'expérimentation sur les animaux a permis d'abord d'établir la valeur immunisante des vaccins antityphoïdiques, puis elle a servi à établir le contrôle des vaccins employés chez l'homme. Les animaux dont on s'est servi d'abord, souris, cobaye, lapin, présentent cette particularité d'être beaucoup plus réfractaires que l'homme à l'infection typhique, et d'autre part de ne pouvoir être infectés par la voie digestive, l'inoculation, pour réussir, devant toujours se faire par la voie péritonéale, d'où quelques difficultés pour conclure des résultats observés chez les animaux à l'action chez l'homme.

Pour éprouver la valeur des divers vaccins, M. Vincent recommande de renforcer la virulence du bacille d'Eberth par l'inoculation simultanée de 2 à 4 centimètres cubes d'une solution de NaCl à 10 p. 1000 ou 1/10 à 1/8 de centimètre cube d'huile d'aniline sous la peau. La quantité de culture de bacille d'Eberth de quarante-huit heures inoculée dans le péritoine est de 1 centimètre cube.

En soumettant à ce procédé de contrôle des animaux vaccinés avec divers vaccins, M. Vincent a constaté que le bacille vivant en culture de vingt-quatre heures ou même de dix jours donnait au cobaye l'immunité la plus solide. L'autolysat de bacilles vivants (par l'éther) est également très vaccinant. M. Vincent place à peu près au même rang les cultures de vingt-quatre heures chauffées, tuées par la chaleur à 55° pendant une heure.

Le vaccin sensibilisé de Besredka donnerait une immunité satisfaisante, mais moins prolongée.

Pour M. Vincent, la vaccination par absorption digestive n'aurait amené chez le cobaye aucune immunité générale.

Frappés des différences entre la fièvre typhoïde de l'homme et les inoculations pratiquées chez les animaux par la voie péritonéale, MM. Metchnikoff et Besredka ont cherché à reproduire expérimentalement la fièvre typhoïde chez le singe par ingestion de cultures ou de matières fécales. Après une incubation de huit jours, évolue une maladie relativement bénigne, assez semblable à celle de l'enfant. Le sérum du chimpanzé agglutine de 1 p. 50 à 1 p. 400. Contre cette affection, le vaccin avec bacilles vivants se serait seul montré efficace.

Le contrôle expérimental le plus démonstratif est celui qui a été fait involontairement chez l'homme, chez des sujets ayant absorbé par mégarde des cultures virulentes de bacille d'Eberth. M. Vincent a rapporté 5 cas, d'adultes ayant absorbé des cultures, qui ont été protégés par l'inoculation ultérieure de son vaccin.

b. **Étude des réactions humorales chez les**

vaccinés. — Cette étude a donné des résultats intéressants.

Mais il faut distinguer entre les anticorps produits.

On doit se souvenir que certains anticorps sont plutôt des témoins de l'infection de l'organisme que de l'immunité véritable et surtout de l'immunité permanente.

Les *agglutinines* en particulier, comme l'a bien montré M. Widal, sont surtout des témoins de la réaction d'infection. Elles diminuent après la guérison de la maladie, au moment où l'immunité est au maximum. M. Vincent signale les mêmes faits.

Avec le vaccin de Pfeiffer, Hetsch et Putcher trouvent le septième jour un index agglutinatif de 100 à 1000 qui n'augmente pas après une deuxième agglutination.

Avec le vaccin de Wright, le taux d'agglutination est de 2 000 à 4 000 (vingt-deux à vingt-cinq jours après l'inoculation).

Avec le vaccin de Vincent, le taux varie de 1 p. 80 à 1 p. 1000.

Creuze (1) a étudié l'évolution des substances agglutinantes chez les vaccinés. Leur apparition serait le plus souvent précoce (6 fois avant le sixième jour, 7 fois après).

(1) Creuze, *Thèse de Paris*, 1892.

Le maximum du pouvoir agglutinant est atteint après la quatrième injection et se maintient encore deux mois. La progression habituelle après les quatre inoculations est la suivante : $\frac{1}{30}$, $\frac{1}{400}$, $\frac{1}{1\,800}$, $\frac{1}{3\,000}$.

Le taux décroît au bout de deux mois. Au bout de huit à douze mois, dans 50 p. 100 des cas, le pouvoir agglutinant est de plus de $\frac{1}{30}$. A la période d'immunité vaccinale, le chiffre que nous avons rencontré varie de $\frac{1}{50}$ à $\frac{1}{200}$.

C'est le chiffre habituellement constaté chez les vaccinés observés ultérieurement dans les hôpitaux.

Leishman aurait trouvé un parallélisme entre l'élévation du pouvoir bactéricide et celui du taux de l'agglutination.

Il semble que le pouvoir agglutinant soit moins marqué avec les vaccins vivants, mais surtout pour le vaccin sensibilisé de Besredka (Broughton Allcock, Ardin-Delteil et Nègre).

La recherche des *sensibilisatrices par la réaction de fixation de Bordet-Gengou* a été rarement faite chez les vaccinés.

D'après M. Creuze, cette réaction est quelquefois plus précoce que la réaction agglutinante; elle serait constante après la deuxième inoculation; on la retrouve toujours, même après un an.

M. Broughton Allcock note qu'avec le vaccin de Leihsman, huit jours après l'injection, il y aurait fixation du complément, tandis qu'avec le vaccin sensibilisé il n'y aurait pas de fixation de l'alexine.

Il insiste sur ce fait que ni la réaction agglutinante, ni la fixation du complément ne sont des indices d'immunité. La fixation du complément, observée avec tous les vaccins bacillaires en général, est cependant à noter, en ce qu'elle explique la période négative, sur laquelle nous reviendrons plus loin.

Les *anticorps bactériolytiques ou bactéricides* ont une importance beaucoup plus grande au point de vue de l'immunité vaccinale.

Les travaux de Wright, de Leihsman ont montré que le pouvoir bactéricide du sérum augmente à la suite des vaccinations ; cette élévation ne se manifeste guère avant le septième jour. Le pouvoir bactéricide normal du sérum étant de 1 p. 10 monte avec le vaccin de Pfeiffer (d'après Hetsch et Putcher) à 1 p. 100, 1 p. 500 et même 1 p. 1000; avec le vaccin de Wright, à 1 p. 100 seulement.

Avec le vaccin de Vincent, le pouvoir bactéricide atteint 1 p. 2000, 1 p. 3000 et même plus, 1 p. 5000; en même temps, augmentation du pouvoir bactériolytique.

MM. Ardin-Delteil et Nègre ont constaté que

l'élévation du pouvoir bactéricide chez les animaux était plus marquée avec le vaccin sensibilisé de Besredka qu'avec l'inoculation de bacilles vivants non sensibilisés.

Recherche du pouvoir bactéricide. — Quand on dilue à 1 p. 1000, 1 p. 2000 et même 1 p. 3000 ou un peu plus de sérum sanguin d'un sujet vacciné, et que l'on met en présence de cette solution une culture vivante de bacille d'Eberth, avec adjonction de la quantité nécessaire d'alexine, ce sérum, même très dilué, a la propriété de tuer le bacille typhique. Le mélange de sérum et de la culture est porté à l'étuve à 37° pendant deux heures et demie. On ensemence sur gélose en boîte de Petri et on compte les colonies (Vincent) (1).

Les *opsonines* et les *stimulines* augmenteraient également dans le sérum des vaccinés.

D'après Harrison, avec le sérum de lapin inoculé, l'épreuve des opsonines donnerait comme chiffre moyen de bacilles par leucocyte : 5 pour le vaccin stérilisé à 53°, 4,4 pour le vaccin chloroformé, 3,1 pour le vaccin stérilisé à 60°, au lieu de 2,2 pour le sérum de lapin normal.

Wright avait montré que le sérum des malades atteints de maladies infectieuses favorise la phagocytose des microbes correspondants.

Pour la recherche des opsonines et de l'index opsonique, voir les travaux de Jousset et Milhit.

On semble attacher peu d'importance à l'éva-

(1) Voir également Ardin-Delteil, *Ann. de l'Inst. Pasteur* août 1913.

luation des opsonines en ce qui concerne le degré d'immunité vaccinale (Richardson et Bektoen, etc.).

En résumé, les anticorps qui paraissent se développer surtout à la suite de l'injection vaccinale sont les agglutinines et les anticorps bactéricides et bactériolytiques ; les premiers semblant être surtout des témoins de la réaction d'infection qui existe dans toute vaccination, les seconds, au contraire, paraissant beaucoup plus en rapport avec le degré d'immunité obtenu.

Mlle Hamilton a signalé après la vaccination une leucopénie transitoire, suivie d'hyperleucocytose, ainsi que la disparition, puis le retour des éosinophiles.

L'étude des réactions humorales des vaccinés permet d'établir *trois phases* dans les phénomènes des réactions vaccinales.

Dans une *première période*, les anticorps qui vont assurer la défense de l'organisme n'apparaissent pas encore, et même, comme l'a observé Wright le premier, l'organisme est plus sensible à l'infection. C'est ce qu'il a appelé la *période négative*. Elle a été observée expérimentalement et cliniquement. Elle durerait sept à huit jours. Elle se produit surtout avec les vaccins bacillaires chauffés. L'antigène introduit (corps bacillaires) fixerait sur lui les anticorps normaux de l'organisme, sans favoriser encore la production de nouveaux anticorps, d'où hypersensibilisation à l'infection.

D'après Wright, cette réaction négative existerait dans 1 p. 50 des cas, et pourrait se reproduire après la deuxième injection.

Cette période négative ne s'observerait pas avec le vaccin sensibilisé de Besredka, les bacilles introduits ayant absorbé les anticorps du sérum antityphique avec lequel ils ont été mis en contact et ne pouvant en absorber d'autres.

Les autolysats auraient également l'avantage d'éviter cette période négative. Avec les vaccins bacillaires actuels, cette réaction négative est presque inexistante. Creuze a montré l'apparition d'anticorps dès les premiers jours (deuxième et quatrième jours).

Dans une seconde période, les anticorps se développent et vont en augmentant de quantité. C'est la période de vaccination active et, jusqu'à un certain point, d'infection atténuée.

D'après Vincent, l'agglutinine se manifeste au neuvième jour. Son titre baisse après la deuxième injection et se relève ensuite à 1 p. 50, 1 p. 100, quelquefois 1 p. 1000 et plus. Le maximum s'observe vers le vingtième ou vingt-cinquième jour après la dernière inoculation. De même pour le pouvoir bactéricide. M. Vincent, avec son vaccin, l'a vu apparaître le quatrième jour, quelquefois le troisième jour après l'injection. Il va en augmentant et atteint son maximum, variable selon les vaccins, vingt jours après la dernière inoculation. Ce maximum se maintiendrait deux mois.

Dans une troisième période, période d'immunité définitive et fixe, la proportion des anticorps baisse beaucoup, mais reste fixée à un chiffre supérieur à ce que l'on observe chez les non-vaccinés.

Pour les propriétés agglutinantes, le chiffre habituel observé chez les vaccinés plusieurs mois après la vaccination est de 1 p. 50. Quant au pouvoir bactéricide, Harrison l'a trouvé de 1 p. 40 chez un sujet vacciné six ans avant. M. Chantemesse a trouvé, au bout de neuf ans, la sensibilisatrice. La persistance de ces anticorps ne doit pas être égale chez tous les sujets.

Ces données ne peuvent fournir que des renseignements très imprécis sur la durée de l'immunité. Car l'immunité vaccinale définitive, comme le fait remarquer M. Vincent, réside bien plus dans les modifications cellulaires permanentes que dans les réactions humorales, et sur ces modifications cellulaires nous ne pouvons avoir aucun renseignement.

Ce sont les résultats cliniques qui fixeront sur la durée de l'immunité.

Nous avons vu que les vaccins paraissaient expérimentalement d'autant plus actifs qu'ils se rapprochaient plus du vaccin vivant. Le même fait a été observé pour la production des anticorps.

Le vaccin vivant sensibilisé donnerait un index opsonique plus élevé que le vaccin de Leihsman ; d'autre part, il ne provoquerait pas de fixation de complément, d'où absence de période négative, et serait à cet égard supérieur aux autres vaccins vivants.

Le mode d'inoculation joue aussi un rôle dans la production des réactions humorales. Nous avons envisagé jusque-là l'inoculation sous-cutanée du vaccin, la plus habituelle. Mais M. Ch. Nicolle a montré que, à la suite des *inoculations intraveineuses*, les pouvoirs agglutinant et bactéricide étaient beaucoup plus considérables. Trente jours après l'inoculation, dans un cas, le pouvoir bactéricide était de 10000 et le pouvoir agglutinant de 5000.

Dans un autre cas (inoculation de cultures vivantes par voie intraveineuse), dix mois après, le pouvoir bactéricide était de 100000.

Nous verrons cependant plus loin qu'il y a peut-être des objections à faire à la voie intraveineuse.

On a essayé également de vacciner *par la voie digestive* (ingestion de cultures ou lavements) (Courmont et Rochaix). On trouve là l'inverse comme résultats, c'est-à-dire des chiffres beaucoup plus faibles d'anticorps qu'avec l'inoculation sous-cutanée.

Le procédé employé (vaccination par voie intestinale, lavements de 100 centimètres cubes de cultures en bouillon tuées à 53°, administrés à trois reprises à cinq jours d'intervalle) a donné les résultats suivants au bout de trois semaines :

Pouvoir agglutinant.........	$\frac{1}{20}$ à $\frac{1}{30}$
Pouvoir bactériolytique......	$\frac{1}{15}$ à $\frac{1}{20}$
Pouvoir bactéricide.........	$\frac{1}{200}$ (2 cas)
	$\frac{1}{500}$ (4 cas)
	$\frac{1}{1000}$ (1 cas)

Il semble donc que ce soient les vaccins vivants et introduits par voie veineuse qui donnent le maximum d'action.

Mais la voie intraveineuse, bien que devenant d'usage très courant, ne doit pas être choisie si l'on peut faire autrement, et d'autre part on a fait (Chantemesse, Vincent) certaines objections aux vaccins vivants : la généralisation possible des germes, leur passage dans l'intestin, la fixation sur les voies biliaires, la crainte de transformer les vaccinés en porteurs de germes.

Les auteurs qui ont employé les vaccins vivants ont institué des expériences pour répondre à ces objections. Metchnikoff et Besredka ont injecté sous la peau de trois chimpanzés des bacilles sensibilisés (1/4 de culture sur gélose). Les bacilles sont demeurés à l'endroit de l'injection et ne se généralisèrent pas. Le sang, les urines, les matières fécales sont restés constamment stériles.

Nicolle, Conor et Conseil n'ont pas retrouvé de bacilles libres dans le sang, chez les sujets vaccinés, après la deuxième minute suivant l'inoculation intraveineuse.

Chez les animaux (lapins) sacrifiés après deux jours, jamais de bacille typhique dans le sang ou les organes.

Ces expériences semblent montrer que les dangers des vaccins vivants ont été un peu exagérés.

Mais, d'autre part, si tout le monde reconnaît leur supériorité d'action, il y a à leur emploi une dernière objection, c'est la difficulté de leur conservation, et de faire avec eux des stocks de vaccin. C'est pour cela qu'au point de vue pratique, pour la vaccination préventive de grandes masses, les vaccins bacillaires tués resteront les vaccins de choix.

TECHNIQUE
DES VACCINATIONS PRÉVENTIVES

Vaccin du professeur Chantemesse. — Il est fait quatre inoculations à huit ou quatorze jours d'intervalle, de un quart, un demi, trois quarts et un centimètre cube.

Le vaccin contenant un milliard de germes par centimètre cube, la quantité totale injectée est 2 milliards 500 millions de bacilles.

L'inoculation se fait dans le tissu cellulaire sous-cutané de la région deltoïdienne, après asepsie à l'iode.

Vaccin bacillaire du professeur Vincent. — C'est le vaccin qui, en raison de son adoption dans l'armée, a été le plus employé; aussi, entrerons-nous, à son sujet, dans tous les détails de la technique des inoculations, détails qui d'ailleurs peuvent être appliqués aux autres vaccins.

Les *instruments nécessaires* sont :

Une seringue de Pravaz ou de Luër en verre de 2 centimètres cubes;

Des aiguilles courtes de 3 centimètres en platine ou en acier, munies d'un mandrin.

Les seringues, ainsi que les aiguilles, seront stérilisées par un séjour de cinq minutes dans l'eau bouillante. Il faut attendre que la seringue soit refroidie pour s'en servir.

Pour les aiguilles en acier, la stérilisation dans le chloroforme permet d'éviter la rouille.

Pour les divers vaccins bacillaires, il est néces-

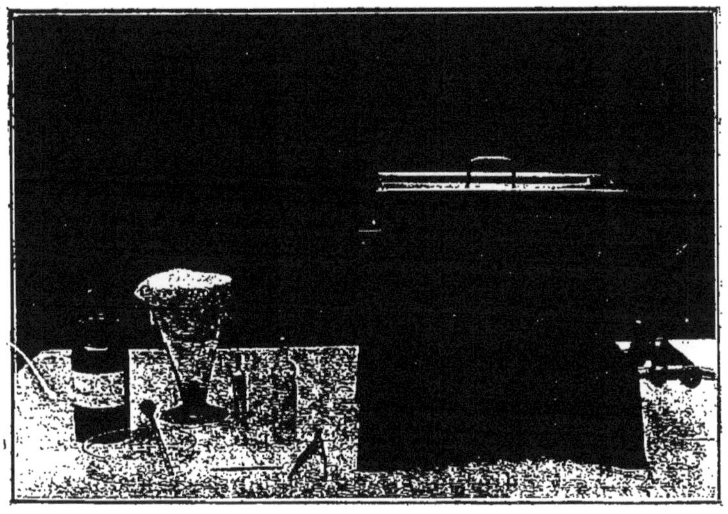

Fig. 1. — Les instruments.

saire d'agiter le flacon contenant le vaccin avant d'aspirer le contenu.

Le *lieu d'élection* choisi par M. Vincent est la *région de l'épaule gauche, en arrière du bord postérieur du deltoïde, à deux ou trois travers de doigt au-dessous de l'épine de l'omoplate.*

On fait asseoir le sujet, en lui demandant de laisser retomber le bras, pour que toute la région soit dans la résolution musculaire.

On désinfecte, avec un tampon d'ouate hydrophile chargé de teinture d'iode, la région où on va faire l'inoculation. On fait avec la main gauche un pli à la peau. On pique à la partie supérieure de ce pli, de haut en bas; on s'assure que l'extrémité de l'aiguille est bien libre dans le tissu cellulaire sous-cutané. Il faut injecter lentement de façon à éviter les muscles, l'aponévrose ou le derme.

On retire l'aiguille une fois l'injection terminée et on touche à nouveau à l'iode.

Il ne faut pas masser, pour éviter une absorption trop brusque d'antigène, qui donnerait des réactions trop fortes.

L'heure optima pour la vaccination est de 4 à 6 heures de l'après-midi. Il est d'usage de renouveler les inoculations tous les huit jours au minimum; l'intervalle peut être porté sans inconvénient à quinze jours.

M. Vincent fait quatre inoculations : la première de un demi-centimètre cube, la deuxième de 1 centimètre cube, la troisième de 1 centimètre cube et demi, la quatrième de 2 centimètres cubes; soit au total 5 centimètres cubes, dose nécessaire pour avoir l'effet complet du vaccin.

Cette dose correspond à 2 milliards de germes.

Pour les sujets ayant interrompu la série de

vaccinations depuis plus d'un mois et n'ayant reçu que deux ou trois inoculations, M. Vincent reprend avec la dose de 1 centimètre cube et

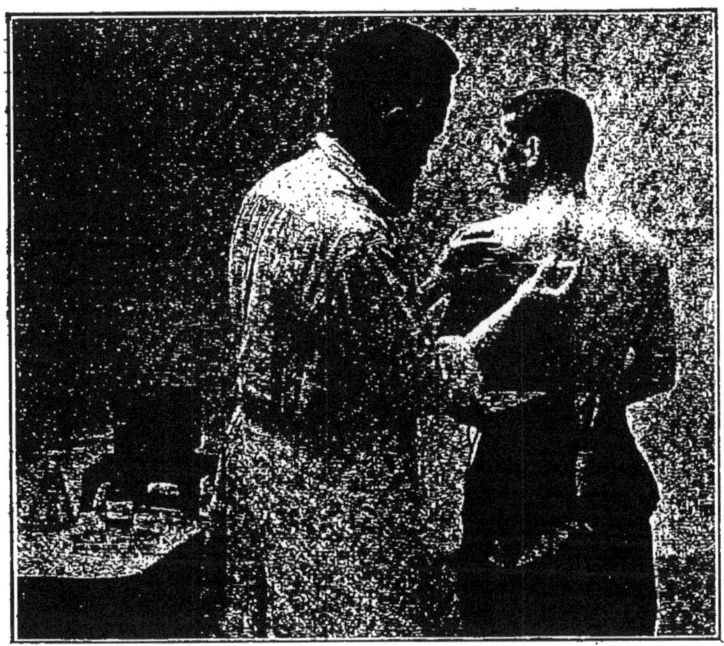

Fig. 2. — L'inoculation.

termine la vaccination de façon à compléter les 5 centimètres cubes nécessaires.

Dans le cas où, en raison de l'urgence ou du manque de temps, sur le front par exemple, on doit diminuer le nombre des vaccinations, M. Vincent conseille de faire trois vaccinations : 1 centimètre cube, 1 centimètre cube et demi et 2 centimètres cubes ; si l'on ne peut faire que deux vaccinations : 1 centimètre cube et 2 centimètres cubes, sans jamais dépasser 2 centimètres cubes pour une seule injection.

On devra considérer cependant la vaccination avec 3 centimètres cubes, dose totale, comme incomplète.

Certaines précautions doivent être recommandées au sujet qui vient d'être vacciné.

Il devra s'abstenir de viande au repas du soir qui suit la vaccination et surtout d'alcool, aussi bien que le lendemain.

Aucune fatigue physique, et surtout pas d'exercices violents, le jour et le lendemain de la vaccination. On donne un jour de repos aux soldats qui viennent d'être vaccinés.

On recommande généralement d'absorber, une heure après la vaccination, un cachet d'antipyrine ou d'aspirine de $0^{gr},50$ ou de 1 gramme.

Un examen médical attentif des sujets à vacciner devra toujours précéder la vaccination, de façon à éliminer les sujets présentant des contre-indications. Cet examen portera surtout sur le cœur, les poumons et les urines.

Dans l'armée, il est particulièrement nécessaire de veiller à ce que les hommes n'échappent pas à l'obligation de la vaccination. En France, on inscrit sur le livret militaire individuel la date et le nombre des vaccinations.

Le *vaccin vivant sensibilisé de Besredka* a été

employé à des doses variables, en deux injections, soit de 1 et 2 centimètres cubes, soit de 1 et 3, soit de 2 et 3 centimètres cubes, à la cuisse ou au bras en injection sous-cutanée. Les réactions, d'après M. Besredka, ont été extrêmement minimes, tant au point de vue local qu'au point de vue général ; le vaccin a été employé chez des porteurs de tares graves, des aliénés, et sans qu'il ait été observé d'incident. Les réactions ont cependant été beaucoup plus vives quand on a emprunté la voie intramusculaire (Dr Ciuca, en Roumanie).

MM. Nicolle, Conor et Conseil ont choisi la voie intraveineuse et ont ainsi obtenu les chiffres les plus élevés pour le pouvoir bactéricide du sérum des vaccinés. Mais on peut se demander si ce procédé n'est pas exempt de dangers, tout d'abord au point de vue de l'asepsie, surtout si l'on doit vacciner, comme en temps de guerre, un grand nombre d'individus ; d'autre part, on peut redouter la mise en liberté trop rapide et trop brutale d'une grande quantité d'endotoxines ; enfin les phénomènes d'hypersensibilisation seraient peut-être plus à craindre par cette voie.

Enfin, à la suite des recherches de MM. Courmont et Rochaix, on a recommandé la *vaccination antityphoïdique par voie gastro-intestinale*. Le vaccin est administré en sphérules kératinisées pour éviter l'action du suc gastrique.

EFFETS DES VACCINS ANTITYPHOÏDIQUES INDICATIONS ET CONTRE-INDICATIONS

Les vaccins peuvent produire des phénomènes de réaction locale ou générale.

Ces phénomènes existent surtout avec les vaccins bacillaires; ils sont d'autant plus marqués que la quantité de bacilles injectés est plus considérable. Ils semblent dus d'une part à la mise en liberté trop rapide des endotoxines; d'autre part, dans certains cas, à la susceptibilité personnelle du sujet, à de l'hypersensibilisation, à son état de santé antérieur.

Ces phénomènes ont été surtout marqués avec les premiers vaccins bacillaires employés (Wright, Pfeiffer et Kolle), en raison de la trop grande quantité de bacilles injectés. C'est ainsi que Wright a pu voir de véritables réactions locales phlegmoneuses.

Comme *réaction locale*, Vincent signale un peu de tension, de douleur, quelquefois de rougeur, pendant vingt-quatre ou quarante-huit heures; très rarement de l'adénite. Si on constate de l'induration locale, il y a généralement une faute de technique. Personnellement, je n'ai pas observé autre chose que des phénomènes douloureux, quelquefois assez vifs. M. Chantemesse a observé très peu de phénomènes de réaction locale.

Les phénomènes douloureux sont plus marqués avec les vaccins faits avec des cultures en bouillon, ou contenant des antiseptiques.

Comme *réaction générale*, on peut observer de la courbature, de la céphalée et quelquefois de la fièvre.

Comme les réactions locales, les réactions générales ont été très marquées au début avec le vaccin de Wright :

37,54 p. 100 des vaccinés ont eu de 38°,6 à 40° ;

33 p. 100 ont eu de 38°,1 à 38°,5 ;

28.31 p. 100 ont eu au-dessous de 38°.

De même avec celui de Pfeiffer et de Kolle.

Ces réactions trop violentes ont failli compromettre la cause de la vaccination antityphoïdique; elles ont heureusement presque disparu avec les procédés en usage actuellement, au moins chez les sujets normaux.

La fièvre débute en général de deux à quatre heures après l'inoculation; elle est variable dans son intensité; elle est généralement très courte (courbe en clocher) et ne dure que quelques heures ; elle dépasse rarement la nuit qui suit l'inoculation. Si la température est très élevée, où si elle persiste, on fera bien de chercher si la cause ne relève pas de l'état de santé antérieur du vacciné.

Les vomissements sont rarement observés, sauf, bien entendu, chez les sujets ayant une affection des voies digestives.

Les phénomènes de réaction générale ou locale sont bien moindres avec les vaccins employés actuellement; ainsi le vaccin de Wright modifié par Leihsman ne donne lui-même que des réactions très modérées.

Il en est de même pour la phase négative observée si nettement par Wright avec les vaccins bacillaires trop violents. Tous les auteurs, et Leihsman le premier, ont montré qu'elle devait être considérée comme facteur négligeable en ce qui concerne la vaccination préventive, et qu'elle ne devait point empêcher la vaccination en temps d'épidémie. Une nouvelle démonstration en a été fournie par les milliers d'inoculations qui viennent d'être faites et dont certaines se sont adressées à des sujets déjà en incubation de fièvre typhoïde, sans aucune aggravation de la maladie ultérieure, au contraire.

Si les phénomènes de réaction locale ou générale sont presque négligeables chez les sujets normaux, il n'en est pas de même chez les sujets présentant des tares, et surtout certaines tares sur lesquelles nous allons insister.

Il est évident tout d'abord que tous les sujets

présentant une *affection aiguë*, en particulier un *état fébrile*, doivent être exclus momentanément de la vaccination.

Mais ce sont surtout les affections chroniques ou latentes qui peuvent donner lieu à des incidents. On a vu des réveils d'*accès paludéen* sous l'influence de la vaccination.

La *tuberculose latente* explique souvent les fortes réactions fébriles observées. Personnellement, j'ai eu l'occasion de remarquer que les sujets ayant présenté de fortes réactions fébriles étaient plutôt des malingres et des suspects.

On a rapporté plusieurs cas de réveil de tuberculose sous l'influence de la vaccination antityphoïdique (Lepel-Cointet, tuberculose ganglionnaire cervicale). J'ai vu récemment, chez un sujet venant de subir la vaccination antityphoïdique, apparaître dans la huitaine une poussée d'adénites cervicales et une fièvre typho-bacillaire. Était-ce une simple coïncidence? Les mêmes faits ont été signalés pour la tuberculose pulmonaire (Guinon). Chez un sujet déjà réformé pour une lésion d'un sommet, la vaccination antityphoïdique provoqua une nouvelle poussée, malgré la guérison apparente, et amena une nouvelle réforme. L'endotoxine vaccinale provoque, en pareil cas, une poussée congestive au niveau des lésions bacillaires, plus ou moins latentes; elle les met en évidence. Elle rappelle l'action de la tuberculine, avec la spécificité en moins ; elle a donc un caractère beaucoup plus exceptionnel ; son action est à rapprocher de celle observée par le professeur Hutinel à la suite des injections salées.

Les *affections cardiaques* peuvent également donner lieu à des incidents sérieux. Chez un jeune homme atteint deux ans avant d'endo-péricardite rhumatismale, les inoculations provoquèrent chaque fois une réaction fébrile à 40° avec réveil très marqué de l'endo-péricardite.

Il faut se défier surtout des *lésions latentes du myocarde* : on a signalé, avec l'emploi du vaccin bacillaire à titre curatif chez les malades atteints de fièvre typhoïde, des accidents de collapsus cardiaque.

Exceptionnellement, on a pu les observer à la suite de l'emploi de vaccin préventif ; d'où une certaine prudence dans l'emploi du vaccin chez les gens ayant dépassé quarante ans et dont l'appareil circulatoire paraîtra suspect.

Les *lésions rénales* doivent aussi attirer l'attention. M. Vincent a signalé la réapparition d'albumine chez des brightiques latents. On peut observer des accidents plus sérieux.

Chez les entéritiques, on a pu voir des crises douloureuses ou des vomissements ; cela est beaucoup moins important.

Indications et contre-indications de la vaccination. — *Age.* — La vaccination s'adressera surtout aux sujets montrant, de par leur âge, une réceptivité particulière pour la fièvre typhoïde (adolescents, adultes jeunes). Il n'y a à cette période de la vie aucune contre-indication pour les sujets de santé normale.

Les enfants pourront être vaccinés à partir de l'âge de trois ans (Chantemesse, Vincent) et même plus jeunes, en proportionnant les doses. M. Chantemesse indique de proportionner les doses au poids du sujet, moitié dose pour moitié poids, toujours avec quatre vaccinations.

Pour les sujets au delà de quarante ans, il n'y a pas de contre-indication absolue ; mais les gens âgés ayant souvent des tares morbides latentes, surtout du côté du rein ou du cœur, un examen attentif du sujet s'impose plus que jamais. Dans l'armée, la vaccination après quarante ans est laissée à l'appréciation du médecin.

La nécessité des vaccinations s'imposera surtout en cas d'épidémie menaçante. On devra vacciner les membres d'une famille où se présentera un cas de fièvre typhoïde ; de même les agglomérations contaminées, qu'il s'agisse de la population civile ou et surtout de l'armée.

Dans l'armée, la vaccination a été rendue obligatoire, par la loi due à M. le Dr Labbé, en temps de paix. A plus forte raison la vaccination est-elle indispensable en temps de guerre, et elle doit être faite dans le plus bref délai possible. En théorie, toute l'armée active doit d'ailleurs avoir été vaccinée, mais il reste à vacciner les hommes de la réserve et de la territoriale, et on doit le faire sans délai, la très courte immobilisation due à la vaccination n'étant rien pour le commandement à côté de ce que sont les pertes en vies, en séjour d'hôpital et en convalescences qu'entraînera une épidémie de fièvre typhoïde. On a pu voir, dans la guerre actuelle, d'une part les conséquences du retard apporté à la vaccination antityphoïdique et d'autre part la possibilité de cette vaccination même sur le front.

Tout le personnel hospitalier, à plus forte raison, doit subir la vaccination.

La vaccination antityphoïdique est surtout indiquée dans les milieux exposés à la contagion; mais, en raison de la durée relativement courte de sa protection, on ne peut en faire une mesure générale, avec revaccination à périodes déterminées, analogue à la vaccination variolique.

Maladies. — Il y a, nous l'avons vu, des *contre-indications formelles* tenant à l'existence de maladies aiguës ou chroniques en évolution.

Tout état fébrile est une contre-indication absolue.

Parmi les maladies chroniques se placent au premier rang la *tuberculose*, les *maladies du cœur*, puis les *affections des reins*;

La *blennorragie* et la *syphilis* à la période des accidents aigus.

Il y a enfin une série de cas où la *contre-indication n'est pas absolue*, mais où on devra administrer le vaccin *à doses prudentes et plus faibles*. On fera alors une série de vaccinations plus longue. On commencera par un quart de centimètre cube de vaccin de Vincent, puis un demi-centimètre cube et 1 centimètre cube, en ne dépassant pas cette dose; on fera ainsi cinq ou six vaccinations *en s'arrêtant si le sujet présente de trop fortes réactions*.

Cette vaccination à petites doses devra être employée pour les tuberculeux guéris en apparence, les entéritiques, peut-être même pour certains cardiaques supportant bien leur lésion.

Pour les paludéens, on fera les vaccinations en dehors des périodes d'accès.

RÉSULTATS
DE LA VACCINATION ANTITYPHOÏDIQUE

Armée anglaise. — C'est là que la vaccination a été appliquée en premier lieu et sur la plus large échelle, grâce aux efforts de Wright.

La fréquence et la gravité de la fièvre typhoïde dans l'armée des Indes, l'expédition du Transvaal en ont fourni l'occasion. Les résultats en ont été rapportés dans le tableau ci-contre.

Wright, en 1902, pouvait établir que la morbidité était 2,82 fois moindre chez les vaccinés et la mortalité 3,9 fois plus faible.

Dans la guerre du Transvaal, la morbidité chez les vaccinés a été quatre fois moindre, la mortalité six fois plus faible. L'épidémie du Transvaal a d'ailleurs été particulièrement sévère.

Dans l'armée des Indes, les bénéfices de la vaccination au point de vue de l'abaissement de la morbidité et de la mortalité chez les vaccinés ont été en progressant (voir plus loin le tableau du colonel Firth, p. 64).

Il est intéressant de citer également les chiffres observés dans l'épidémie de l'asile de Richmond:

	Morbidité.	Mortalité.
Vaccinés	1,5	0,3
Non vaccinés..............	10,1	1,3
Personnel médical..........	14,7	»

	TOTAL.		NOMBRE DE CAS.		NOMBRE DE DÉCÈS		MORBIDITÉ P. 100		MORTALITÉ P. 100	
	Non vaccinés	Vaccinés	Non vaccinés	Vaccinés	Non vaccinés	Vaccinés	Non vaccinés	Vaccinés	Non vaccinés	Vaccinés
Indes (1899)	25 851	4 502	650	44	146	0	2,54	0,98	0,56	0,2
Indes (1900)	54 554	5 999	731	52	224	8	1,69	0,87	0,48	0,13
Indes (1901)	55 955	4 883	744	32	199	3	1,33	0,66	0,36	0,06
Egypte et Chypre (1900).	2 069	729	68	1	10	1	3,28	0,14	0,48	0,14
Ladysmith	10 529	1 705	1 489	35	329	8	14,14	2,05	3,13	0 47
Colonne Methuen	10 981	2 535	257	26	»	»	2,34	1	»	»
1902. Chiffre total de l'armée coloniale anglaise.	163 011	21 815	4 236	318	957	42 ?	2,6	1,4	0,63	0.21
Indes (mars 1906 à fin 1907)	65 666	4157	1 021	32	151	2	1,55	0,87	0,23	0,048
Indes (1er semestre 1907).	12 188	2 388	181	15	44	3	1,48	0,62	0,36	0,12
Leihsman (1905-1908)	6 610	5 473	187	21	26	2	2,83	0,38	»	»
Leihsman (1910)	»	10 378	»	»	»	»	3,04	0,53	»	»
Total fait par M. Vincent pour les colonies anglaises	216 811	28 110	4 677	215	1 018	34	2,15	0,72	0,46	0,12
Colonel Firth (Indes, 1909).	34 [illegible]66	33 967	481	158	96	17	1,39	0,47	0,26	0,06
Armée américaine (1910).	»	»	»	»	»	»	0,60	0,048	0,046	0,000
Armée allemande, Herreros (1904-1907)	9 209	7 287	»	»	»	»	9,9	5,1	1,28	0,64
Arm. japonaise (1908-1909)	»	»	»	»	»	»	1,45	0,1	0,166	0,07

Les résultats publiés récemment par le Dr Leihsman, dans le *British medical Journal*, concernant les troupes anglaises actuellement au front, sont également très démonstratifs. Ils s'étendent jusqu'au 20 janvier 1915.

Pour les troupes anglaises non vaccinées dans les deux dernières années, il y a eu 305 cas et 34 décès : *11,11 p. 100.*

Troupes vaccinées depuis deux ans (une dose) : 83 cas, 1 décès, *1,20 p. 100.*

Troupes vaccinées depuis deux ans (deux doses) : 33 cas, 0 décès, *0 p. 100.*

Troupes indiennes (non vaccinées) : 23 cas, 3 décès, *13,04 p. 100.*

En Amérique. — La vaccination antityphoïdique a été appliquée aux Etats-Unis par le Dr Russel ; les premières vaccinations furent faites en février 1909.

A la fin de 1909, 1 987 vaccinés avec un seul cas de fièvre typhoïde ; la proportion pour 1000 non vaccinés était de 2,30.

En 1910, il y eut 14286 vaccinés avec six cas sans décès, la proportion de cas pour 1 000 non vaccinés étant de *5,91*, contre *0,41* pour les vaccinés.

En particulier, sur une compagnie, 92 militaires sont vaccinés (3 doses) et n'ont aucun cas de fièvre typhoïde ; 24 non vaccinés présentent 6 cas de fièvre typhoïde.

Un décret du 2 juin 1911 rendit la vaccination obligatoire pour l'armée.

Des résultats analogues excellents ont été obtenus à l'École d'infirmières de Massachusetts.

Au Japon. — En 1908 et 1909, la vaccination antityphoïdique a été appliquée (2977 et 24795 vaccinés). Le vaccin était analogue à celui de Pfeiffer.

Sur 12 915 vaccinés, il y a eu 13 cas et 1 décès.
Sur 20 245 non vaccinés, il y a eu 293 cas et 49 décès.
Soit *15 fois plus de cas.*

En Allemagne. — Les chiffres publiés concernent l'expédition contre les Herreros avec trois à quatre fois moins de cas et deux fois moins de décès chez les vaccinés.

Armée italienne. — En 1913 : 7564 vaccinés, 3 inoculations.

On a employé comparativement le vaccin de Vincent et celui de Pfeiffer-Kolle.

Le vaccin de Vincent a été additionné de vaccin antiparatyphique A et B (vaccin mixte).

Les doses ont été plus faibles que celles employées dans l'armée française.

La morbidité des vaccinés a été, pour 1000 :

	1 injection.	2 injections.	3 injections.
Vaccin de Vincent....	4,4	2,7	0,3
Vaccin de Pfeiffer.....	10,7	6,9	7,2

Les non vaccinés ont une morbidité de 35,3 p. 1000 et une mortalité de 7,1 p. 1000.

Les résultats de la fin de l'année 1913 ont été encore plus favorables.

En France. — La vaccination antityphoïdique, pratiquée plus tardivement, a produit des résultats tout aussi décisifs.

Le tableau ci-contre de M. Vincent est particulièrement éloquent :

Vaccin bacillaire du professeur H. Vincent.

			Morbidité p. 1000.		Mortalité p. 1000.	
	Non vaccinés.	Vaccinés.	Non vaccinés.	Vaccinés.	Non vaccinés.	Vaccinés.
Maroc oriental (1911).........	2 632	171	64,97	0	8,35	0
Armée française (1912)........	447 159	30 325	2,22	0	0,30	0
Algérie, Tunisie (1912)........	44 514	10 031	12,14	6,09	1,88	0
Maroc oriental (1912)........	5 240	1 529	38,23	0	5,51	0
Maroc occidental (1912).....	6 293	10 791	168,43	0,18	21,13	0,09
Corps d'armée colonial (1912).	11 961	1 045	6,34	0	0,58	0
Épidémie d'Avignon	687	1 366	225,61	0	32,02	0
Épidémie de Paimpol (civ.)	2 400	400	41,68	0	4,58	0
Épidémie de Puy-l'Évêque.	388	312	62,85	0	7,14	0

Je tiens à souligner les chiffres de l'épidémie d'Avignon, particulièrement éloquents : 1 366 vaccinés sans cas ni décès ; 687 non vaccinés, chiffre moitié plus faible, avec 155 cas et 22 morts ; morbidité de 1 sur 4, mortalité de 1 sur 33.

Le professeur Chantemesse a obtenu avec son vaccin des résultats également très favorables :

			Cas p. 1000.	Décès p. 1000.
Maroc..	Vaccinés	239	0	0
	Non vaccinés...	6 293	168,4	21,13
Marine.	Vaccinés.......	4 698	0	0
	Non vaccinés...	66 254	8,70	0,60
Algérie.	Vaccinés.......	1 699	0	0
	Non vaccinés...	19 504	14,16	2,10

Les résultats publiés récemment par le ministère de la Marine (vaccin de Chantemesse) sont également très démonstratifs.

Le *vaccin de Besredka* a été employé en 1911 et 1912 à l'asile d'aliénés de la Maison-Blanche, à l'asile de Broqueville (Seine-Inférieure) ; là il y a eu 516 vaccinés sur une population de 950 environ. Dans la période qui a suivi, il y a eu 4 cas parmi les non vaccinés, 1 cas chez les vaccinés.

A Villejuif, 260 vaccinés n'ont eu aucun cas de fièvre typhoïde, tandis qu'on en observait 6 chez les non vaccinés.

Des vaccinations avec le vaccin de Besredka ont été pratiquées dans l'armée roumaine par les Drs Ciuca, Combescu et Balleanu ; 1298 soldats ont été vaccinés en 1913. On a laissé comme témoins dans les mêmes régiments un nombre égal de non vaccinés.

Huit mois après ces vaccinations faites en mai 1913, il y avait 8 cas de fièvre typhoïde et

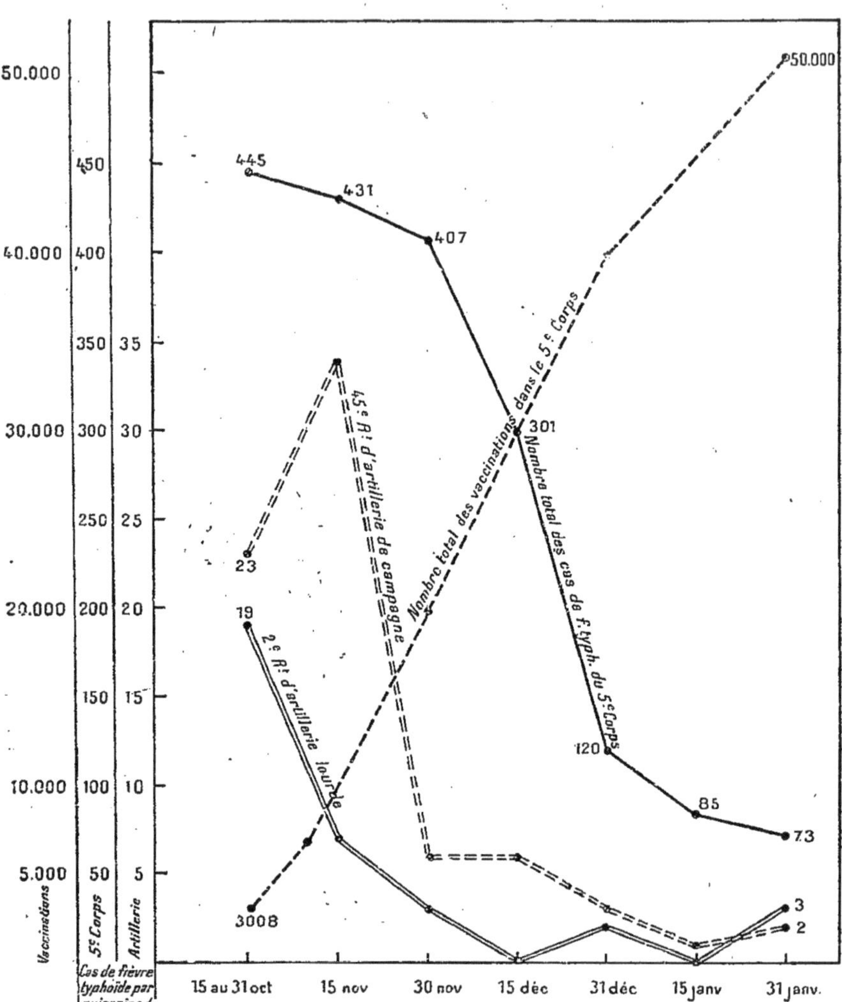

Fig. 3. — Courbes des cas de fièvre typhoïde et des vaccinations antityphoïdiques dans le 5e corps d'armée en campagne.

1 décès chez les non vaccinés, aucun cas chez les vaccinés.

Les résultats publiés par M. le Dr Javal (1) sur la vaccination antityphoïdique dans le 5e corps en campagne sont des plus remarquables. On a pu vacciner 50000 hommes environ, soit avec du vaccin chauffé, soit avec du vaccin bacillaire à l'éther, d'octobre à février, en pleine épidémie de fièvre typhoïde. Sous l'influence des vaccinations, l'épidémie a diminué de façon à donner deux courbes inverses très frappantes.

Les cas par quinzaine ont donné les chiffres suivants :

15-31 octobre	445
1er-15 novembre	431
15-30 —	407
1er-15 décembre	304
15-31 —	120
1er-15 janvier	85
15-31 —	73

La fièvre typhoïde chez les vaccinés. — *Son évolution.* — Les documents exposés dans le chapitre précédent ont permis de voir combien a été diminuée la fréquence de la fièvre typhoïde chez les vaccinés. En voici un dernier, on ne peut plus démonstratif.

Le colonel Firth a publié un tableau intéressant sur la diminution de la morbidité et de la

(1) *Bull. de la Soc. méd. des hôpitaux*, mars 1915.

mortalité générale par fièvre typhoïde depuis que la vaccination est appliquée à l'armée des Indes.

	Vaccinés.	Effectif. p. 100.	Cas.	Total général. Décès.	Morbidité.	Mortalité.
1906...	4 682	6,60	1 095	224	1,56	0,31
1907...	10 155	14,3	910	192	1,31	0,27
1908...	16 009	22,5	1 001	190	1,45	0,27
1909...	45 566	61,3	639	113	0,89	0,15
1910...	58 431	82,3	350	47	0,46	0,06
1911...	63 624	89,6	157	10	0,217	0,013

En 1910, sur les vaccinés il y eut 195 cas, dont 40 cas de paratyphoïde.

Sur les non vaccinés, 10 949, il y eut 155 cas, dont 4 cas de paratyphoïde.

A côté de la diminution nettement constatée de la morbidité générale, il est intéressant de mettre en valeur l'influence du nombre des vaccinations. Chez les sujets ayant subi un nombre suffisant de vaccinations (3 ou 4 pour le vaccin de Vincent, aux doses habituelles), il est exceptionnel de constater la fièvre typhoïde éberthienne.

Personnellement, sur 10 sujets ayant subi 3 et 4 vaccinations et présentant les symptômes cliniques de la fièvre typhoïde, nous avons trouvé 9 fois le bacille paratyphique B et une fois le bacille paratyphique A.

MM. les Drs Sarrailhé et Armand-Delille (laboratoire de la 6e armée) ont eu des résultats semblables. Sur 10 cas chez les vaccinés, ils ont trouvé 9 fois le para B et une fois le bacille d'Eberth.

Chez les sujets ayant subi seulement une ou deux vaccinations, la proportion est différente. Sur 9 sujets ayant subi une ou deux vaccinations seulement, nous avons constaté 7 fois le bacille d'Eberth par l'hémoculture, une fois le séro-diagnostic a été positif seulement avec l'Eberth ; dans un seul cas il s'agissait de para B.

La proportion est renversée. Dans un certain nombre de cas (4), les vaccinations ont été contemporaines du début de la fièvre typhoïde.

MM. Carnot et Weil-Hallé ont apporté des chiffres un peu différents. Sur 10 cas de fièvre typhoïde observés par eux chez les vaccinés, 2 seulement étaient dus au para A ; dans 8 cas, ils ont rencontré le bacille d'Eberth ; il est vrai que l'hémoculture a été positive une seule fois, la biliculture trois fois, et qu'on ne saurait accorder la même valeur à la seule coproculture. Il peut en effet ne s'agir que de porteurs de germes.

Parmi leurs observations, 6 concernent des sujets ayant subi trois et quatre vaccinations ; une seule concernait le para A.

Il n'est pas douteux que la principale cause, presque la seule, de l'apparition de la fièvre typhoïde chez les vaccinés, c'est l'insuffisance de la vaccination ou la vaccination opérée avec des délais par trop considérables (espacée de plus de trois semaines).

Il est cependant possible, comme l'ont fait

remarquer MM. Carnot et Weil-Hallé, que la dépression du sujet, la débilitation de l'organisme puissent jouer un rôle pour diminuer l'efficacité des vaccinations. On a observé également que l'immunité du vaccin jennérien pouvait baisser dans des circonstances analogues (surmenage du temps de guerre, villes assiégées); mais cela est exceptionnel.

Enfin, en temps d'épidémie grave, la virulence exagérée des germes par leurs passages successifs peut arriver à triompher de l'immunité créée par la vaccination. Malgré ces réserves, il n'est pas douteux que les bénéfices des vaccinations bien faites ne soient éclatants au point de vue de la morbidité typhique.

Il en est de même pour la mortalité, en ce qui concerne les cas de fièvre typhoïde survenus malgré la vaccination.

Elle est peut-être encore plus influencée que la morbidité. Si la vaccination a été insuffisante pour empêcher l'ensemencement du bacille d'Eberth, elle rend l'évolution de la maladie généralement beaucoup plus simple. Généralement la proportion de la mortalité est encore plus diminuée que celle de la morbidité.

Tous les auteurs sont d'accord pour reconnaître 'évolution généralement extrêmement bénigne de la fièvre typhoïde chez les vaccinés. Carnot insiste sur la bénignité et la brièveté de l'affection et publie plusieurs courbes très démonstratives.

Un point particulièrement intéressant à étudier, c'est l'évolution de la fièvre typhoïde chez les sujets vaccinés à la période d'incubation typhique. Il semble bien qu'il n'y ait de ce fait aucune aggravation et que les risques de période négative, si redoutés au début, puissent être considérés comme nuls avec les vaccins actuels. J'ai observé personnellement quatre ou cinq cas de ce genre, et la plupart ont évolué simplement, mais cependant la durée de la maladie n'a pas été modifiée.

Tous les faits apportés dans ce chapitre *Résultats* concordent donc bien pour montrer l'efficacité de la vaccination antityphoïdique préventive, et, bien qu'il soit encore impossible de donner des chiffres globaux pour la guerre actuelle, il n'est pas douteux qu'elle apportera à ce chapitre la plus éloquente confirmation, puisque actuellement, en mai 1915, la fièvre typhoïde est à peu près complètement enrayée dans toute l'armée française, malgré les conditions d'hygiène déplorables où se sont trouvés nos soldats dans la guerre de tranchées.

La durée de l'immunité vaccinale ne peut être fixée d'une façon absolue à l'heure actuelle ; elle ne semble pas dépasser deux à trois ans. Dans l'armée américaine, la revaccination est considérée comme nécessaire au bout de trois ans.

LA VACCINOTHÉRAPIE ANTITYPHOÏDIQUE

En 1887 le Dr Roux avait prévu la vaccinothérapie antityphoïdique, lorsque, à propos de la vaccination antityphoïdique expérimentale, il disait : « Quand on saura isoler et préparer le produit actif de ces cultures, on aura une substance qui devra être essayée sur les malades atteints de fièvre typhoïde. Il semble qu'on doive attendre beaucoup de bons résultats de cette thérapeutique spéciale et originale. » Les premiers essais de vaccinothérapie antityphoïdique furent faits par E. Fränkel (1). 57 cas furent traités par du vaccin chauffé à 63° (0^{cc},5 à 2 centimètres cubes). Il y eut 5 décès, soit 8,7 p. 100.

Beumer et Peiper, en 1895, traitent 8 cas avec des cultures sur bouillon chauffées à 55°.

Petruschky, en 1902, emploie le vaccin chauffé à très petites doses. 17 cas traités n'ont donné aucun décès.

Les divers auteurs qui ont employé la vaccinothérapie depuis cette époque ont surtout employé les vaccins bacillaires chauffés, à doses variables. Meakings et Forster peuvent citer 127 cas en 1911. Walters, en 1913, réunissait

(1) *Deutsch. med. Wochenschrift*, 12 octobre 1893.

1 120 cas traités; Netter, quelques mois plus tard, 1 318 cas avec 5 p. 100 de décès. En France, la vaccinothérapie a été employée surtout depuis l'année 1913 et fait le sujet de discussions dans les Sociétés des hôpitaux et de pédiatrie et de diverses thèses (Mlle Weinzweig, Gauchery, Pruvost).

But de la vaccinothérapie, son mode d'action. — Ce but est de favoriser la défense de l'organisme contre la maladie. Il ne s'agit plus de la protection contre l'infection possible, contre la pénétration du germe et sa pullulation, mais contre tous ses effets. Elle a donc pour but :

La *défense antivirulente* ;

La *défense antitoxique*.

Dans l'évolution de la fièvre typhoïde, la première période est une *période de dissémination sanguine des germes* où le fait le plus important est la défense antivirulente, antimicrobienne.

Dans la deuxième période, les *lésions locales*, l'*intoxication* prédominent sur l'infection sanguine, les microbes disparaissent du sang, l'hémoculture devient négative.

Le même vaccin peut-il répondre à cette double indication? Peut-être y a-t-il des réserves à faire?

Le *vaccin bacillaire*, qui se montre si efficace pour la vaccination préventive, conserve-t-il ses mêmes qualités pour la vaccinothérapie? Ne serait-il pas particulièrement indiqué pour la première période où il s'agit surtout de défense anti-infectieuse, antivirulente ?

Conserve-t-il les mêmes qualités quand il s'agit de défense antitoxique ? Ne peut-on craindre qu'à cette période, les endotoxines introduites avec les corps bacillaires ne s'additionnent à celles déjà existantes chez les malades ? Les *autolysats* seraient-ils plus indiqués à cette période ? Autant de questions posées, mais non résolues.

Voyons cependant ce que nous savons expérimentalement du *mode d'action* des vaccins dans la vaccinothérapie, avant de passer à l'examen des résultats cliniques.

Les travaux d'Ardin-Delteil, Nègre et Raynaud, qui ont étudié les réactions humorales des malades traités avec le vaccin de Besredka, ont établi :

1° Une augmentation plus rapide du pouvoir bactéricide du sérum qui possède un titre plus élevé ;

2° Les mêmes résultats ont été observés en ce qui concerne la réaction de Bordet-Gengou (sensibilisatrice) chez les vaccinés. Le pouvoir agglutinant, au contraire, n'augmenterait pas.

Bien que cet exposé soit consacré exclusivement à la vaccination antityphoïdique, il n'en est pas moins intéressant de faire un parallèle, au point de vue du mode d'action curative, entre la *vaccination* et la *sérothérapie antityphoïdiques*.

M. Milhit, dans sa thèse sur les opsonines,

insiste surtout sur les différences : absence de phase négative à la suite de l'application du sérum, retentissement sur les organes hémato-poïétiques (rate), augmentation de la tension artérielle à la suite de la sérothérapie.

Le contrôle de l'action du sérum (sérum de Chantemesse) a été fait surtout par la recherche des opsonines et de l'indice opsonique. D'après Milhit, pour l'adulte, dans les formes graves, *l'indice opsonique s'élève* de 1,50 à 4 dans la période d'état, *lentement* dans les formes *non traitées par le sérum*, brusquement et *rapidement* chez les *malades traités* ; il s'abaisse à 2,50 au moment du stade amphibole et atteint, au moment de la convalescence, 3 ou 3,50. Milhit conclut que la sérothérapie antityphoïdique agit surtout par opsonisation.

La vaccination, au contraire, serait suivie d'un *abaissement de la valeur de l'indice*. Mais cela est vrai surtout pour les premiers vaccins employés par Wright ; les réactions humorales paraissent d'ailleurs différentes pour certains vaccins (vaccins de Besredka, autolysat). Nous manquons un peu de documents sur les réactions humorales observées à la suite des vaccinations curatives, et il y a là des recherches importantes à faire.

Il y a d'ailleurs, à d'autres points de vue, des rapprochements à faire entre l'action du sérum antityphique de Chantemesse et les vaccins.

1° Le fait que le sérum n'agit et ne peut être employé qu'à doses très faibles, par gouttes. Il n'y a aucun parallèle entre la quantité injectée et son action ;

2° Les réactions cliniques observées à la suite de l'emploi du vaccin et du sérum sont, comme nous le verrons plus loin, assez semblables : augmentation du volume de la rate, action sur la circulation et la pression artérielle, sur les urines.

Il est intéressant de rappeler certaines phrases de la thèse de Milhit, à ce sujet : « Le sérum antityphique provoque une série d'actions et de réactions qui lui permettent de lutter avec plus d'utilité contre les progrès de la maladie : grâce au sérum, toute l'activité organique est mise en jeu, la circulation sanguine plus active, la tension artérielle plus élevée, la quantité d'urine augmentée ».

On sent là l'effort actif.

Wright avait pensé d'ailleurs que le sérum avait une action analogue au vaccin, et agissait par les éléments bactériens restés dans le sérum des chevaux immunisés.

C'est peut-être aller un peu loin ; mais il y a certainement des comparaisons et des rapprochements à faire dans l'action et les effets du sérum antityphique de Chantemesse et des vaccins antityphoïdiques. Le mode d'action de ce sérum est certainement très différent de celui des sérums antitoxiques (diphtérie, tétanos) et se rapproche singulièrement de celui des vaccins.

Les documents expérimentaux précis sur l'action des vaccins employés à titre curatif sont donc encore loin d'être suffisants.

Théoriquement, leur action n'est d'ailleurs pas des plus simples, et il y a dans leurs effets des points importants à considérer.

L'introduction de l'antigène du vaccin peut comporter certains incidents dus aux endotoxines bacillaires et à la *mise en liberté trop considérable et trop rapide de ces endotoxines*.

D'autre part, la réponse cherchée du côté de l'organisme malade, la formation de nouveaux anticorps, peut faire défaut pour plusieurs raisons :

1° La *période négative*, c'est-à-dire la fixation des anticorps du malade sur les corps bacillaires et l'absence de défense, donc l'exaltation de la maladie. On peut, à l'heure actuelle, considérer ce danger comme négligeable, si le deuxième facteur n'intervient pas;

2° L'*absence de réponse de l'organisme* tenant à son état de faiblesse, à la gravité de la maladie;

3° Dans certains cas, on peut observer des phénomènes d'*hypersensibilisation* aux endotoxines, d'*allergie* (Armand-Delille), indépendamment des facteurs précédents. M. Chantemesse a pu parler d'*anaphylaxie*.

Voilà donc trois facteurs qui peuvent créer des

incidents au cours des tentatives de vaccinothérapie. Il ne faudra point les oublier quand nous étudierons les effets et les incidents cliniques de la vaccinothérapie.

Diagnostic bactériologique. — Un premier point nécessaire avant toute tentative de traitement vaccinothérapique, c'est un *diagnostic bactériologique* absolument précis. L'emploi de vaccins mixtes ne paraît pas donner de bons résultats pour la vaccinothérapie.

La précision du diagnostic bactériologique devient d'autant plus délicate que, en raison du nombre considérable des vaccinés, le séro-diagnostic n'a plus sa valeur habituelle. Il ne la conserve que chez les sujets qui n'ont pas subi de vaccination antérieure.

Chez les vaccinés, dans l'année qui suit la vaccination, l'agglutination pour l'Eberth se maintient généralement à 1/50, quelquefois à 1/100 (V. Creuze). Il semble, d'autre part, que le taux agglutinatif s'élève souvent à l'occasion des maladies intercurrentes.

L'agglutination devra toujours être recherchée non seulement avec l'Eberth, mais avec les para A et B.

Il faudra tenir compte également des phénomènes d'*agglutination de groupe* ou de *co-agglutination*. Creuze a signalé le fait; avec le Dr Weinberg, nous l'avons retrouvé assez fréquemment. On considérera que le microbe à incriminer est celui vis-à-vis duquel le pouvoir agglutinatif du sérum est le plus marqué ; mais cela ne laisse pas que de donner lieu à de singulières difficultés d'interprétation.

Le procédé le plus sûr, celui qui a le plus de valeur, c'est la recherche du microbe dans l'organisme infecté, et particulièrement dans le sang ; c'est l'*hémoculture.*

Pour se procurer le sang, on prendra une seringue en verre stérilisée de 20 centimètres cubes et on retirera, par piqûre d'une des veines du pli du coude, environ 20 centimètres cubes de sang ; asepsie de la région à la teinture d'iode et compression au niveau du biceps avec un lien de caoutchouc (tube maintenu par une pince hémostatique).

On ensemence le sang dans un matras contenant du bouillon, et au bout de vingt-quatre heures on repique sur gélose. On peut également ensemencer dans de la bile de bœuf stérile.

MM. Carnot et Weil-Hallé ont proposé la *biliculture* (1), en allant, par une sonde introduite dans l'estomac, puis dans le duodénum, recueillir la bile du malade.

La biliculture donnerait des résultats plus constants et plus durables que l'hémoculture. On sait

(1) *Paris Médical*, n° 38, 16 janvier 1915.

que la présence du bacille d'Eberth dans le sang ne se constate guère après le quinzième jour.

La *coproculture* avec la méthode de Drigalski est fort compliquée. MM. Carnot et Weil-Hallé ont proposé un procédé plus simple et plus rapide : la culture en tubes de sable. Mais on peut objecter que la présence de bacilles typhiques dans les selles n'a pas une valeur absolue, car il peut s'agir de simples porteurs de germes.

Le bacille isolé, il faut le différencier grâce aux caractères distinctifs de l'Eberth et des para A et B.

On sait que le bacille d'Eberth ne fait pas fermenter les sucres. Il ne provoquera donc pas la formation de gaz dans la *gélose glucosée.*

Il ne fera pas virer les *milieux colorés au rouge neutre, ni le lait tournesolé.*

On pourra rechercher également l'*agglutination* du microbe isolé *vis-à-vis de sérums éprouvés pour les différentes races*; mais ce procédé sera souvent assez long, la propriété agglutinante n'existant pas toujours lors des premières cultures.

Technique de la vaccinothérapie. — Pour la *technique* proprement dite de l'injection, on choisira de préférence le tissu cellulaire *sous-cutané de la région sous-claviculaire*, en ayant soin d'alterner le côté choisi en raison de la théorie de la production locale des anticorps au niveau du lieu de l'injection de l'antigène.

Les précautions habituelles seront prises.

Courmont et Rochaix ont préconisé la vaccinothérapie par voie intestinale (lavements de 100 centimètres cubes de cultures tuées, 2 par jour).

Les réactions locales ne sont pas plus marquées que dans la vaccination préventive, au moins avec les autolysats.

RÉSULTATS DE LA VACCINOTHÉRAPIE

Les vaccins employés pour la vaccinothérapie peuvent être divisés en trois groupes :

Vaccins avec bacilles morts.	*a.* Vaccins chauffés (Chantemesse, Wright). *b.* Vaccin bacillaire stérilisé par l'éther (H. Vincent). *c.* Autovaccin bacillaire (Josué).
Vaccins avec bacilles vivants.	*a.* Vaccin sensibilisé de Besredka. *b.* Vaccin de Ch. Nicolle, Conor et Conseil.
Autolysat.	Autolysat de Vincent.

I. — Vaccins avec bacilles morts.

1° *Vaccins chauffés.* — **Vaccin bacillaire curatif du professeur Chantemesse.** — C'est un vaccin dilué qui contient 65 millions de bacilles par centimètre cube ; il est chauffé à 56° pendant trois quarts d'heure.

M. Chantemesse conseille de pratiquer une première injection de 40 à 50 millions de bacilles ; la seconde, pratiquée cinq jours plus tard, sera moitié moindre ; la troisième et la quatrième également espacées, ne seront que de 10 millions,

Dans les cas très graves, la première dose sera même inférieure à 30 millions. L'injection sera faite au niveau de la région deltoïdienne, comme dans la vaccination préventive. M. Chantemesse insiste sur la nécessité de faibles doses au début de la maladie, de peur de provoquer une phase négative et d'aggraver l'état du malade. Il fait les mêmes réserves pour les cas graves où l'organisme est incapable de répondre à la sollicitation du vaccin. Il se défie également de l'hypersensibilisation de l'organisme au poison typhique, créant un état d'anaphylaxie.

Les courbes publiées par M. Chantemesse montrent une descente en lysis, régulière, sans à-coups de la courbe.

D'Œlnitz a rapporté 11 cas traités par le vaccin de Chantemesse, chez des enfants, sans décès ni rechutes. Les doses employées ont été de 15 millions, 10 millions, répétées d'abord deux jours consécutifs, puis à des intervalles variables, deux jours, trois jours. Il a noté une défervescence le plus souvent discrète et progressive, rarement brusque et très marquée, des modifications nettes de l'état général, la disparition rapide de la stupeur, le retour des sécrétions, la langue humide et se nettoyant vite, la diurèse marquée. Il a noté nettement l'augmentation de volume de la rate à la suite de l'injection du vaccin; peu de variations thermiques, ni en plus ni en moins, à la suite de l'injection.

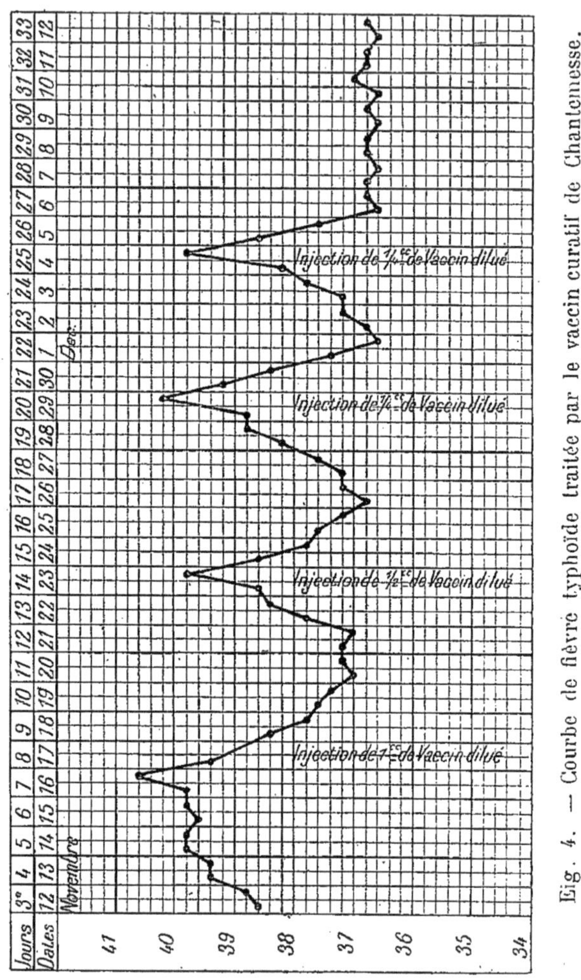

Fig. 4. — Courbe de fièvre typhoïde traitée par le vaccin curatif de Chantemesse.

Un fait intéressant noté par lui, c'est l'*hyperleucocytose* habituelle à la suite de l'injection; dans les cas où celle-ci agit favorablement.

M. Castaigne a publié récemment une série de courbes intéressantes (1). Le type de ces courbes est cependant un peu différent de celles publiées par MM. Chantemesse et d'Œlnitz. Après chacune des injections de vaccin, il se produit d'abord une ascension thermique assez marquée, qui est suivie, dès le lendemain, d'une descente assez prononcée. Les courbes, comme on le voit dans l'exemple que nous reproduisons (fig. 4), offrent une série de *clochers*, comme on les observe d'ailleurs avec l'emploi de vaccins bacillaires employés à de plus fortes doses (Wright).

Un assez grand nombre d'auteurs ont eu, avec les vaccins bacillaires chauffés employés à faibles doses, des résultats intéressants. Le tableau suivant en résume quelques-uns :

Auteurs.	Cas traités.	Décès.	P. 100.	Doses.
Petrovitch	460	15	3,2	30 millions, 3 fois.
Chantemesse	7	0	0	60, 30 et 15 millions.
Waters et Laton	69	2	2,9	25 à 30 millions.
Nichols	91	0	0	
Semple	60	2	3,33	8 à 30 millions.
Behrens et Kennedy	12	0	0	50 millions, 4 doses.
Sappington	22	3	13,6	5 à 20 millions, 2 injections consécutives.
Sodler	92	9	9,7	2 à 4 millions.

Les résultats de Petrovitch à Uskub sont des plus remarquables. Trois doses de 30 millions très

(1) *Paris Médical*, avril 1915.

espacées, *3,2 p. 100 de mortalité sur 420 cas.*

Les vaccins bacillaires chauffés employés à des doses un peu fortes paraissent d'un maniement plus délicat; leur action est plus brutale, et on n'est pas toujours sûr de mesurer leurs effets. Les réactions thermiques dans les deux sens sont souvent très marquées. Elles peuvent s'accompagner de phénomènes de collapsus, quelquefois d'aspect très inquiétant. Souvent leur application est suivie d'un très grand frisson; si bien qu'il y a eu, de la part d'un certain nombre d'auteurs, des réserves formulées sur l'emploi des vaccins bacillaires chauffés à doses un peu élevées, surtout dans les cas graves.

2° ***Vaccin bacillaire.*** — **Vaccin bacillaire à l'éther du professeur Vincent.** — Ce vaccin a donné, au point de vue de la vaccinothérapie, des résultats très analogues à ceux des vaccins bacillaires chauffés.

Le Dr Thiroloix a rapporté, à la Société médicale des hôpitaux de Paris, 50 observations de malades traités par ce vaccin. Il donne *coup sur coup* trois doses de 200 millions de bacilles à douze heures d'intervalle (*vaccination initiale*), sans renouveler les doses au cours de la maladie. Il fait seulement une dernière injection (*vaccination terminale*) au moment du retour à la normale thermique, pour éviter les rechutes. Sur 50 cas, il y a eu 7 décès. Dans deux des cas mortels, le vaccin, d'après M. Thiroloix, semble avoir eu un effet néfaste cumulatif. Il n'y a eu que *deux rechutes* sur les 50 cas traités. Dans 34 cas, la maladie aurait été rendue plus légère et plus brève.

L'opinion de M. Thiroloix est, en somme, assez réservée ; il dit que les doses employées par lui paraissent des doses maxima.

M. P.-Emile Weil a employé le vaccin bacillaire chez l'enfant, à des doses relativement élevées (14 cas), sans décès. Il a noté d'assez fortes réactions fébriles atteignant quelquefois 1 degré à 2 degrés, et dans un cas des signes inquiétants : frisson suivi de collapsus avec tendance syncopale.

« La fièvre continue se change en une fièvre intermittente, chaque injection étant suivie, en général, d'un accroissement, puis d'une chute de température. » Il note d'ailleurs une heureuse influence sur la durée de la maladie, sur la diurèse.

On voit que les vaccins bacillaires (chauffés ou tués par l'éther) donnent, s'ils sont employés à doses un peu fortes, des courbes très spéciales avec oscillations très irrégulières de la courbe en rapport avec les doses injectées de vaccin, rappelant un peu ce que l'on observe avec l'emploi de l'or colloïdal.

3° ***Autovaccins***. — MM. Josué et Belloir ont employé l'autovaccination antityphoïdique avec les autovaccins.

Ils pratiquent trois injections de 200 millions de bacilles à douze heures d'intervalle.

Si, au bout de cinq jours, la température dépasse 38°, on fait une nouvelle injection de 200 millions de bacilles.

M. Josué tue les bacilles par la chaleur à 56° pendant six heures.

II. — Vaccins avec bacilles vivants.

Vaccin sensibilisé vivant (Besredka). — Ce vaccin a donné des résultats intéressants. Théoriquement, la sensibilisation empêche la fixation des anticorps du malade sur l'antigène introduit, d'où les moindres dangers de réaction négative. Pratiquement, le vaccin de Besredka semble donner lieu à moins d'incidents brusques, il peut et doit être employé à des doses plus fortes que les vaccins bacillaires morts.

Il a été employé par MM. Ardin-Delteil, Nègre et Raynaud (1).

Le vaccin est injecté *à doses croissantes*, 1 milliard, 2 milliards, 3 milliards, tous les trois jours, la dose totale ne devant pas dépasser 10 à 11 centimètres cubes ou milliards. 37 malades, dont 17 enfants, ont été traités sans aucun décès. Le vaccin diminue la durée de la maladie

(1) *Congrès de médecine*, 1912.

ainsi que la fréquence des rechutes; on note l'amélioration considérable de l'état général, dans certains cas la suppression du délire et du coma, la diurèse.

Le vaccin paraît agir d'autant mieux qu'il est appliqué plus tôt.

M. Netter (1) a rapporté 24 cas avec un décès. Il a employé d'abord des doses faibles, analogues à celles de Petrovitch pour le vaccin chauffé; il a reconnu leur insuffisance et a adopté les chiffres de 1 centimètre cube, puis d'un demi-centimètre cube répétés à plusieurs reprises, à deux ou trois jours d'intervalle.

Le professeur Boinet a traité une première série de 25 cas avec 4 décès. La quantité totale de vaccin employé était de 4 à 10 centimètres cubes, par doses de 2 ou 3 centimètres cubes répétées tous les jours pendant quatre ou cinq jours consécutifs. Il note la diminution de la durée de la maladie, la descente en lysis, la suppression des oscillations stationnaires, peu de complications ou de rechutes. Il conseille les doses faibles dans les formes graves ou dans les cas traités tardivement et chez les enfants. Du reste, dans une deuxième série de cas (28 et 3 décès), il a employé des doses beaucoup plus faibles (3 à 4 centimètres cubes au total par doses de 1/2 et 1/4 de centi-

(1) *Soc. méd. des hôpitaux*, 24 juillet 1913.

mètre cube). Il insiste sur la nécessité d'une application précoce, prudente et judicieuse.

M. Gauchery a relaté dans sa thèse (1914) 25 cas personnels avec un décès (4 p. 100). La durée moyenne de la maladie a été de vingt et un jours et demi, avec 12 p. 100 de rechutes. La première dose était de 1 centimètre cube, les suivantes généralement de 2 centimètres cubes, répétées trois ou quatre fois, exceptionnellement sept ou huit fois.

MM. Faucher et Lafosse ont obtenu des résultats moins favorables dans l'application de ce vaccin à des typhoïdiques militaires; mais ces malades avaient subi un transport de plusieurs jours dans des conditions très fatigantes et n'étaient pas en état de fournir une réaction de défense et de répondre à l'appel du vaccin. La démonstration éclatante de ce fait a été fournie par les résultats bien meilleurs qu'on obtenait parallèlement chez des malades civils qui n'avaient pas été soumis aux mêmes causes de dépression.

III. — Autolysat.

Autolysat du professeur Vincent. — M. Vincent a traité, dès l'année 1910, 34 malades par son autolysat polyvalent. Il n'a eu aucun décès. Il note la défervescence en lysis assez rapide, quelquefois par chute brusque, l'amélioration de l'état général, la disparition de la stupeur, du délire.

M. Variot (1) a rapporté également un certain

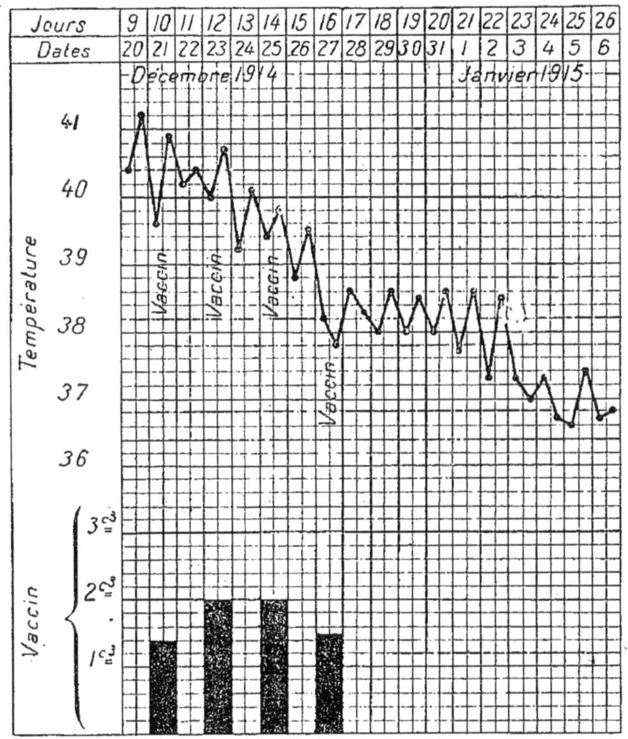

Fig. 5. — Courbe de fièvre typhoïde traitée par l'autolysat de Vincent.

nombre de cas traités par l'autolysat. Les doses employées étaient de 1 centimètre cube d'autolysat, répété généralement deux fois; il signale la possibilité de faire la vaccination à une période quelconque et au moment des rechutes, avec un

(1) *Soc. méd. des hôpitaux*, 24 octobre 1913.

résultat utile. J'ai eu l'occasion d'appliquer, avec le Dr Gascheau, à l'hôpital militaire annexe d'Issy-les-Moulineaux, la vaccinothérapie avec l'autolysat du professeur Vincent. Sur 41 cas traités, il y a eu 5 décès, mais dus à des causes étrangères (4 morts par diphtérie, 1 mort due à une infection secondaire, otite et bronchopneumonie).

Dans le plus grand nombre des cas, l'action de l'autolysat a été des plus démonstratives, tant au point de vue de l'état général que de la durée de la maladie et de la température.

Les *doses* employées au début étaient de 1 centimètre cube; sur le conseil de M. Vincent, nous les avons élevées à *2 centimètres cubes*. Elles sont espacées tous les deux jours, plus rarement avec un intervalle de trois jours; en général, nous avons fait trois doses consécutives. Si les doses ultérieures sont nécessaires, il y a avantage à les espacer davantage et à réduire la dose employée.

D'une façon générale, si trois ou quatre doses de vaccin n'ont pas produit d'effet manifeste, il vaut mieux ne pas insister ou n'employer que de très faibles doses.

Les effets sur la *température* ont été, dans la moitié des cas au moins, très remarquables (descente en lysis très rapide, suppression de la période de plateau, peu ou pas d'oscillations descendantes à grande amplitude). La courbe de la figure 5 est un exemple très net de

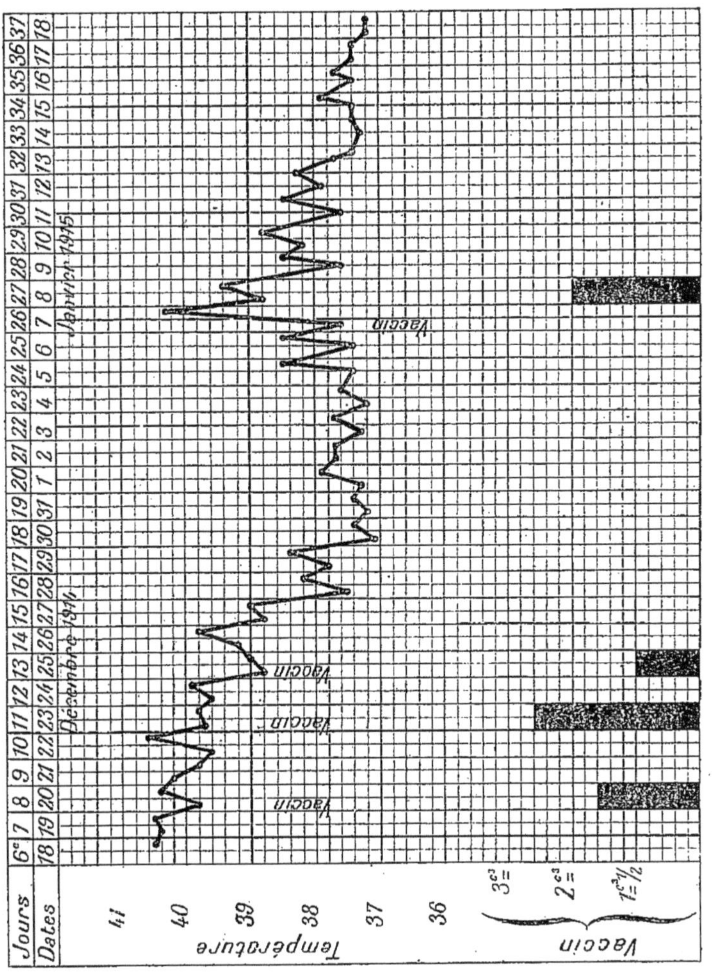

Fig. 6. — Courbe de fièvre typhoïde traitée par l'autolysat de Vincent. Effet sur la rechute.

l'action rapide du vaccin sur la température.

Dans un certain nombre de cas, la température,

après s'être maintenue sans paraître influencée par l'action du vaccin, est tombée brusquement de 1 degré et demi à 2 degrés, et cela d'une façon définitive. Le vaccin, dans certains cas, a arrêté brusquement les oscillations fébriles stationnaires du stade amphibole.

L'influence sur les *rechutes* a été également très nette. La courbe présentée à la figure 6 en est un bel exemple ; elle concerne une fièvre typhoïde d'une gravité extrême avec phénomènes méningés; l'action du vaccin a été aussi manifeste sur la première période de la maladie que sur la rechute.

Au point de vue de l'*état général*, les modifications ont été encore plus nettes que pour la température : *suppression des symptômes de typhisation*, de la stupeur, de la céphalalgie, du délire, *diurèse très prononcée*, réapparition rapide de toutes les sécrétions, *langue humide* et correcte. Dans presque tous les cas, l'*augmentation de volume de la rate* (spléno-diagnostic de Vincent) a été des plus nettes après la première injection.

L'*albuminurie*, dans presque tous les cas, a notablement diminué sous l'influence du vaccin.

En résumé, dans 25 cas l'action du vaccin a été très démonstrative ; elle a été moins nette, surtout au point de vue thermique, dans 10 cas ; dans 5 ou 6 cas, le vaccin a paru sans aucune action.

Les réactions générales et locales ont été fort peu marquées; assez souvent l'inoculation a provoqué une élévation modérée de la température, trois fois du frisson, et jamais aucun phénomène fâcheux.

La vaccinothérapie chez l'enfant. — M. d'Œlnitz a employé avec succès le vaccin de Chantemesse à doses très faibles (Voy. p. 76).

M. P.-E. Weil a rapporté 14 cas traités par le vaccin bacillaire de Vincent, sans décès, et conseille les doses fortes : 1/4, 1/2 et jusqu'à 2 centimètres cubes. Mais bien des réserves ont été faites sur l'emploi des fortes doses ; on a signalé des accidents de collapsus cardiaque (Richardière, Guinon, Méry).

M. Comby a employé l'autolysat du professeur Vincent. Il en a rapporté 3 cas à la Société médicale des hôpitaux et a continué depuis l'emploi de ce vaccin, sans avoir eu d'incident. On a utilisé également le vaccin de Besredka.

M. Netter a employé le vaccin de Ch. Nicolle, mais n'a pas encore publié ses résultats.

Personnellement, les cas où j'ai employé les divers vaccins chez l'enfant (vaccin bacillaire et autolysat de Vincent, vaccin de Besredka) m'ont donné des résultats très irréguliers. Dans deux cas, avec l'autolysat, la maladie m'a paru nettement aggravée ; j'ai observé dans les autres cas une grosse irrégularité de la courbe. Il semble d'ailleurs que la formule des réactions de défense ne soit pas tout à fait la même chez l'enfant que chez l'adulte : la proportion des polynucléaires dans le sang y est beaucoup moindre. M. Milhit a montré qu'on ne trouvait pas chez l'enfant, à la suite de l'emploi du sérum antityphique, une augmentation de l'indice opsonique comparable à celle de l'adulte.

Je crois que les règles de la vaccinothérapie chez l'enfant ne sont pas encore très bien posées. Étant donnée la très faible mortalité de la fièvre typhoïde chez l'enfant, il paraît inutile d'exposer les cas légers à une aggravation possible et, pour les cas sérieux ou graves, une très grande prudence sera à observer. Il semble que l'on doive s'en tenir aux très petites doses de vaccin bacillaire, comme l'a fait d'Œlnitz.

Résultats favorables. — Il est intéressant de résumer dans un court tableau d'ensemble les résultats favorables et les incidents possibles de la maladie.

Mortalité diminuée. — 2 256 cas réunis par Gauchery ont donné 5,71 p. 100.

La mortalité moyenne à Paris est de 14 p. 100 (Chantemesse); la balnéothérapie a donné 9,9 p. 100.

Diminution de durée de la maladie. — De sept à neuf jours en moyenne, d'après les divers auteurs.

Température. — Chute régulière en lysis. Chute brusque plus rare.

Rechutes. — Plus rares, 3 à 10 p. 100. Arrêtées brusquement dans certains cas par le vaccin.

État général. — Grande amélioration. Disparition de la stupeur. Moins d'amaigrissement. Convalescence plus rapide.

Phénomènes nerveux. — Disparition de la céphalalgie, du délire, du coma, des accidents méningés.

Appareil urinaire. — *Diurèse* très marquée. Diminution et disparition de l'albumine en général.

Retour des diverses sécrétions. — Sécrétion salivaire.

Rate. — Augmentée surtout par l'autolysat et le vaccin de Besredka.

Augmentation de l'éruption des taches rosées.

Appareil digestif. — La langue se nettoie. Moins de phénomènes abdominaux.

Appareil circulatoire. — L'action favorable directe est moins nette.

Sang. — Hyperleucocytose (d'Œlnitz).

D'une façon générale, beaucoup moins de complications.

Les incidents. — 1° Incidents contemporains ou consécutifs à l'inoculation : *réactions thermiques excessives* en plus ou en moins (surtout avec les vaccins bacillaires) ; quelquefois phénomènes de *collapsus cardiaque* (cyanose, tendance syncopale) ; très rarement, grand frisson après l'injection.

2° Aggravation dans la marche de la maladie :

a. *Par augmentation de l'infection*, de la septicémie éberthienne ;

b. *Par l'apparition de phénomènes de collapsus cardiaque* (myocardite préexistante) ;

c. On a signalé l'apparition de *cholécystite*, d'appendicite (Netter). Sacquépée a signalé l'influence néfaste possible sur l'hémorragie intestinale.

Ce sont là des faits tout à fait exceptionnels, de même que la rupture de la rate signalée par Fraenkel et Petruschky.

Il n'en reste pas moins que la vaccinothérapique peut être, dans certains cas, le signal d'une aggravation de la maladie.

Quelques données importantes peuvent être dégagées des faits apportés. A côté de l'action très nette de la vaccinothérapie dans ses diverses formes pour la grande majorité des malades, il y a des cas non influencés et d'autres peut-être aggravés.

Plusieurs facteurs peuvent expliquer cette aggravation et les incidents de la vaccinothérapie :

La *réaction négative de Wright* ;

La *mise en liberté trop brusque et trop grande d'endotoxines* ;

La *sensibilité plus grande* de certains sujets à l'endotoxine typhique, sorte de phénomène d'*anaphylaxie* ou d'*allergie* ;

Enfin l'*impossibilité* où le sujet se trouve de

répondre à l'appel de l'antigène par une réaction de défense, étant donnée la gravité de son état.

La vaccinothérapie demande un effort actif à l'organisme du malade ; il faut que l'organisme puisse répondre à l'appel de l'antigène introduit. Est-il toujours capable de fournir cette réplique ? Voilà le point capital. Quel critérium peut nous fixer à cet égard ? Il serait évidemment désirable d'avoir un critérium des réactions de défense humorales et cellulaires du malade ; malheureusement les procédés de laboratoire que l'on pourrait employer (recherche du pouvoir bactéricide et de l'index opsonique) sont beaucoup trop longs et délicats pour être employés pratiquement. Seule, la recherche du chiffre des leucocytes et de ses variations (d'Œlnitz) pourrait être à retenir. Il ne reste donc que le critérium clinique et l'appréciation de la capacité de réaction du malade.

Si l'on a des doutes, en raison de la gravité de la maladie, sur le pouvoir de réaction du malade, il faut, ou s'abstenir, ou mettre le sujet en état de supporter la vaccination curative et d'en tirer des résultats. Le médecin devra se préoccuper surtout de la façon dont se fait l'élimination rénale, ainsi que de l'état du système cardio-artériel, et ne pratiquer la vaccination curative qu'après s'être assuré d'un fonctionnement suffisant de ces organes.

Ce serait une *erreur* de croire que *la vaccinothérapie constitue à elle seule une thérapeutique complète*. Il serait aussi absurde de supprimer toute autre médication, que de se croiser les bras devant une maladie quelconque, sous prétexte que l'organisme se défend lui-même. Il y a des réactions de défense dans toutes les maladies infectieuses. Nous essayons, par la vaccinothérapie, de les renforcer, mais les autres indications thérapeutiques de ces maladies restent entières (*balnéothérapie*, application de glace, etc.), de même le *maintien du bon fonctionnement des appareils circulatoire et rénal*, grâce aux médicaments relevant la pression artérielle et assurant la diurèse.

L'emploi des injections sous-cutanées de sérum glucosé à 47 p. 1000, l'adrénaline pourront préparer l'organisme à l'action utile du vaccin.

La question des doses et des vaccins à employer varie beaucoup avec les divers auteurs; il est difficile de donner à cet égard des règles fermes. Cependant on peut conclure, comme l'a dit le professeur Chantemesse, que *les vaccins bacillaires doivent être employés à des doses relativement faibles*, si l'on veut éviter les réactions brusques, les tendances au collapsus.

Le *vaccin sensibilisé de Besredka* et l'*autolysat du professeur Vincent* peuvent être employés *à des doses plus fortes* et semblent, à cet égard, être *plus maniables pour la vaccinothérapie*.

Telles sont les conclusions auxquelles on peut

arriver à l'heure actuelle pour la vaccinothérapie antityphoïdique.

Nous avons tenu à les exposer sans aucun parti pris, montrant, à côté des légitimes espoirs que cette méthode fait entrevoir, les difficultés d'application pratique auxquelles elle se heurte encore actuellement et la prudence qu'elle commande, surtout dans les cas graves.

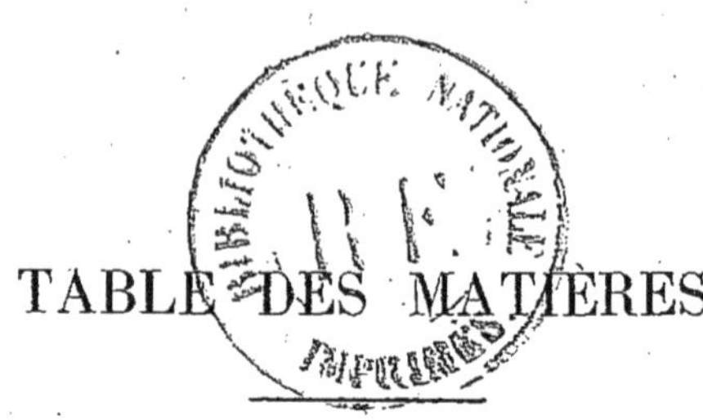

TABLE DES MATIÈRES

La vaccination préventive en général 5
La vaccination antityphoïdique 11
Les vaccins antityphoïdiques 15

I. — VACCINS AVEC BACILLES TUÉS 15
A. Vaccins chauffés 15
B. Vaccins traités par les agents chimiques 19

II. — VACCINS AVEC BACILLES VIVANTS 21
III. — VACCINS PRÉPARÉS AVEC DES EXTRAITS DES BACILLES ET NE CONTENANT PAS DE CORPS BACILLAIRES. AUTOLYSATS 24

Mode d'action et contrôle des vaccins 27
Technique des vaccinations préventives 40
Effets des vaccins antityphoïdiques, indications et contre-indications 46
Résultats de la vaccination antityphoïdique 54
La vaccinothérapie antityphoïdique 66
Résultats de la vaccinothérapie 76

I. — VACCINS AVEC BACILLES MORTS 76
1° Vaccins chauffés 76
2° Vaccin bacillaire 80
3° Autolysats 81

II. — VACCINS AVEC BACILLES VIVANTS 82
III. — AUTOLYSATS 84
Vaccinothérapie chez l'enfant ....
Résultats favorables ....
Incidents 91

10837-15. — CORBEIL. Imprimerie CRÉTÉ.

www.ingramcontent.com/pod-product-compliance
Ingram Content Group UK Ltd.
Pitfield, Milton Keynes, MK11 3LW, UK
UKHW021205220726
13924UKWH00003B/1331